슬로 조깅 혁명

일러두기

- 이 책은 국립국어원 표준국어대사전의 표기법을 따랐으나 인명, 지명 등 고유명사는 관례와 원어 발음을 존중해 그에 따랐다.
- 본문 중 '칼로리'는 '킬로칼로리(kcal)'를 의미한다.
- 독자의 이해를 돕기 위한 옮긴이 주는 괄호 안에 ' - 옮긴이'로 표기했다.

RUNNING SURU MAENI YOMU HON
Copyright © Hiroaki TANAKA 2017
All rights reserved.

Original Japanese edition published by KODANSHA LTD.
Korean publishing rights arranged with KODANSHA LTD.
through Imprima Korea Agency

이 책의 한국어판 저작권은 Imprima Korea Agency를 통해 KODANSHA LTD.와의 독점 계약으로 ㈜웅진씽크빅에 있습니다. 저작권법에 의해 한국 내에서 보호를 받는 저작물이므로 무단 전재와 무단 복제를 금합니다.

슬로 조깅 혁명

Slow Jogging Revolution

다나카 히로아키 지음
김연정 옮김

혈당·비만·노화를
한 번에 잡는
최강의 운동법

웅진 지식하우스

추천의 글

달리기에 대한 통념을
과학으로 뒤집는 책!

날씨 좋은 날, 아침 일찍 한강에 나가 신경전달물질의 향연을 즐기다 보면, 땀을 흘리며 황홀경에 빠진 이들의 발걸음과 마주하게 된다. 그 어느 때보다도 달리기를 즐기는 이들이 많은, 그야말로 달리기 대유행 시대다. 그럼에도 "무릎이 망가진다", "수명을 깎아 먹는다"는 말에 겁부터 먹는 이들도 적지 않다. 특히 중·장년층에서는 여전히 걷기만 해도 충분하다는 인식이 강하다. 진료실에서 더 높은 강도의 운동이 만병통치약이 될 수 있음을 설명해드려도, 걷기를 넘어서는 운동을 하기엔 체력이 부족하다고 믿거나 몸에 무리가 가지 않을까 염려하는 경우가 많았다.

달리기에 대한 오해가 이런 반응을 만든다. 달리기를 죽도록 힘들게 몰아붙이는 경주라고 생각하는 것. 아직 달리지 않는 이들도, 그리고 지금 달리고 있는 많은 이들도 마찬가지다. 남들과의, 또는 나 자신과의 경쟁이라 여기며 속도와 거리에

집착하는 것. 숫자로 환산되는 외부의 목표에 몸을 억지로 끼워 맞추다 보면 정작 몸이 보내는 중요한 신호는 놓치기 쉽다. 하지만 이런 방식의 운동은 결코 지속 가능한 즐거움을 주기 어렵다. 젖산이 급격히 쌓이는 고통스러운 구간으로 섣불리 진입하면 에너지를 비효율적으로 소모하게 되고, 틀어진 자세로 무리를 하면 충격은 고스란히 근골격 시스템이 감당하게 된다. 그렇게 달리기에 대한 좋지 않은 경험이 남는다.

이 책, 『슬로 조깅 혁명』은 달리기에 대한 우리의 낡은 통념을 운동생리학적 근거로 명쾌하게 뒤집는다. 저자 다나카 히로아키 교수는 '싱글벙글 페이스'야말로 진정으로 강해지는 길이라고 역설한다. 오해하지 말 것! 이는 그저 천천히 뛰는 것이 아니다. 최적의 강도로 우리 몸의 지방 연소 능력을 극대화하고, 고통 없이 심폐지구력을 차근차근 쌓아 올리는 영리한 전략이다. 이 길의 끝에는 부상 없이 더 빨리 달리는 자신이 기다리고 있다. 운동생리학 대가가 연구와 실천으로 증명한 이 방법을 통해, 더 많은 사람이 근거 없는 공포와 압박에서 벗어나 진정한 달리기의 즐거움을 내 것으로 만들 수 있기를 바란다.

_정희원(前 서울아산병원 노년내과 교수, 『당신도 느리게 나이 들 수 있습니다』 저자)

달리기에 대한 통념을 과학으로 뒤집는 책!

들어가며

누구나
달릴 수 있다

- 마라톤 풀코스를 완주하고 싶다.
- 건강을 위해 달리기를 하고는 싶지만, 체력에 자신이 없다.
- 러닝 거리를 늘리고 싶다.
- 기록이 줄지 않아 고민이다.
- 러닝을 해서 살을 빼고 싶다.
- 마라톤 풀코스를 3시간 이내에 완주(서브3)하고 싶다.

달리기를 하는 사람은 모두 실력이 다르고 목표도 다르다. 끌어안고 있는 고민 역시 저마다 다르다. 그런데 달리기에 관한 모든 고민을 해결해주는 방법이 있다. 전혀 힘들지 않을뿐더러 걸을 때보다 칼로리를 2배로 소모해 효율적으로 살을 뺄 수 있다. 러닝 거리를 점차 늘려갈 수 있으며, 초보자도 최소 3개월만 훈련하면 마라톤 풀코스를 완주할 수 있다. 기록이 향상돼 본격적으로 대회에 뛰어들고 싶어 하는 사람이라면 서브3도 꿈만은 아니다. 혈압과 혈당치가 낮아지고 뇌의 인지 기능이 향상되는 등 건강에도 좋은 영향을 미친다는 사실이 속속들이 밝혀졌다. 게다가 특별한 기술이 필요치 않고 간단한 요령만 알면 누구든 할 수 있는 그 방법을 이 책에서 알기 쉽게 설명하고자 한다.

그런 일이 가능하냐고 의심할지도 모르겠다. 하지만 내가 47년간 연구하며 운동생리학의 관점에서 과학적으로 효과를 입증한 것이다. 나는 이 방법을 '슬로 조깅 slow jogging'이라고 이름 붙이고 지금도 연구를 이어가고 있다. 부디 속는 셈 치고 시도해보길 바란다. 분명히 큰 효과를 볼 수 있을 것이다. 이렇게 자신 있게 말하는 까닭은 내가 20년간 슬로 조깅을 직접 실천하면서 그 효과를 확실히 느꼈기 때문이다.

잠깐 사적인 이야기를 하자면, 나는 서른일곱 살에 마라톤 풀코스를 처음 뛰었다. 대학생 때부터 운동생리학을 전공으로 연구해왔는데, 운동 스트레스와 호르몬의 관계를 조사하기 위해 나 자신을 실험 대상으로 삼은 것이다. 몇 개월 동안 연습한 뒤 대회에 도전했다. 기록은 4시간 11분 1초가 나왔고, 결승전에 이르렀을 때는 온몸이 피로에 휩싸여 녹초가 됐다. 지옥을 맛본 듯한 고통에 두 번 다시 마라톤 풀코스는 참가하지 않으리라 다짐할 정도였다.

그로부터 9년이 지났다. 평소에 러닝을 하긴 했지만 연구하느라 바빠 일주일에 고작 4~5킬로미터밖에 뛰지 못했다. 술을 마시는 일이 잦아지면서 몸무게가 순식간에 10킬로그램이나 늘었고, 심지어 건강검진에서는 이상지질혈증을 진단받아 창피해서 얼굴을 들 수 없었다. 살을 빼야 한다는 절실함을 느꼈다.

그즈음, 1965년 보스턴 마라톤에서 뛰어난 성적을 거둔 시게마쓰 모리오重松森雄 선수가 내게 역전마라톤팀의 고문을 맡아달라고 부탁했다. 나는 운동생리학 관점에서 선수들에게 운동법을 지도하기 위해 관련 문헌을 다시 찾아 읽었다. 기량이 뛰어난 직업적 러너인 엘리트 러너와 일반 러너의 마라톤 평균 속도를 살펴보던 중 이들이 생활습관병 등의 운동 치료법으로 유효하다고 밝혀진 '싱글벙글 페이스'와 비슷한 속도로 달린다는 사실을 발견했다. 싱글벙글 페이스는 젖산이 몸에 쌓이기 시작하는 속도(젖산 역치)에서 이름을 붙였는데, 웃으며 달릴 수 있을 정도의 느린 속도여서 고혈압 치료와 심장 재활에도 추천하는 달리기 방법이다. 아주 놀라운 발견이었다.

나의 싱글벙글 페이스로 마라톤 풀코스를 뛸 경우의 예상 기록을 추정해보니, 첫 대회 때보다 훨씬 단축된 3시간 30분~3시간 50분 만에 완주할 것으로 나왔다. 과학적으로 산출된 이 가설을 믿고 다시 마라톤에 도전한 결과, 3시간 30분 3초로 이전 기록을 경신했다. 연습량도 그리 많지 않았고 첫 대회를 뛴 지 10년이나 지났는데도 무려 40분을 단축한 것이다.

여기서 10킬로그램을 감량하면 시간이 30분 이상 더 단축되어 모든 러너가 꿈꾸는 서브3를 달성할 수 있으리라는 추정이 나왔다(추정 방법은 이후에 설명하겠다). 이 결과를 보고 살을 빼야겠다는 의욕이 샘솟았다. 슬로 조깅으로 하루에 총 6~7킬로미터를 달렸고 매일 300~400칼로리 적게 섭취하여 10킬로그램을 감량했다. 그리고 나서 마라톤 대회에 출전했더니 예측한 대로 2시간 55분 11초 만에 가뿐히 완주할 수 있었다. '계산대로 실천하면 결과는 반드시 따라온다'라는 사실을 확신하게 된 뜻깊은 경험이었다. 이런 경험에 더해 연구를 거듭한 끝에 이 책에서 소개하는 러닝 방법을 확립했다.

그 후 슬로 조깅을 포함한 유산소 운동의 효과가 다양한 각도에서 실제로 입증됐으며, 일본 동맥경화학회의 치료 가이드라인에도 슬로 조깅이 포함됐다. 슬로 조깅은 현재 유럽과 미국을 중심으로 해외에도 널리 알려져 있으며 미국 공군의 훈련법으로도 채택됐다. 또한 슬로 조깅은 지방 연소에 매우 효과적이어서 건강을 유지하는 데 무척 좋은 운동으로 인식되고 있다. 무엇보다 '힘들지 않은 운동'이므로 나이와 상관없이 누구나 시작할 수 있고 꾸준히 즐겁게 이어갈 수 있다는 점이 무척 매력적이다.

달리기는 힘든 운동이라고 생각하는 사람이 적지 않은데, 실제로 슬로 조깅을 해보면 그런 생각이 싹 사라질 것이다. 나는 올해로 일흔 살이 됐지만 슬로 조깅 덕분에 체중이 13킬로그램이나 빠졌고(최대치일 때와 비교해서), 마라톤 풀코스에도 매년 도전하고 있다(참고로 나의 마라톤 풀코스 최단 기록은 쉰 살에 기록한 2시간 38분 48초다).

러닝 붐이 지속되면서 온갖 정보가 홍수처럼 쏟아져 나온다. 달리기에 적합한 몸을 만들기 위해서는 근력운동을 하는 편이 좋다, 빨리 달리기 위해서는 좁은 보폭으로 발놀림을 빨리하는 피치pitch주법보다 보폭을 넓게 하여 성큼성큼 달리는 스트라이드stride주법이 좋다, 부상을 예방하기 위해 쿠션감이 좋은 신발을 신어야 한다 등 실로 다양한 사람이 다양한 주장을 내놓는 바람에 상반되는 정보도 적지 않다. 그러나 인터넷에 떠도는 정보 중에는 과학적 근거가 없는 것이 많다. 만약 지금 당신이 달리기가 너무 힘들어서 고민하고 있다면, 근거도 없는 정보에 혹해서 본인 몸에 맞지 않는 주법으로 달리고 있기 때문일지도 모른다.

 이 책에는 달리기에 관심이 있는 모든 사람이 꼭 알았으면 하는 지식을 충실히 담았다. 책에서 소개하는 방법이 과학적으로 따져봐도 매우 합리적이라고 자신 있게 말할 수 있다. 러닝은 원래 인간에게 매우 자연스러운 운동이며, 우리는 누구나 달리는 재능을 가지고 태어났다. 간단한 운동이기 때문에 특별한 기술이 필요 없으며 약간의 요령만 파악하면 누구든 엘리트 러너와 다름없는 주행법을 익힐 수 있다. 부디 당신도 달리기의 즐거움과 경이로움을 체험하게 되기를 바란다. 자, 그럼 바로 시작해보자.

차례

추천의 글 달리기에 대한 통념을 과학으로 뒤집는 책! 4
들어가며 누구나 달릴 수 있다 6
이 책 사용설명서 14가지로 간추린 러너들의 질문 16

1장
느린 달리기가 걷기보다 좋은 이유
슬로 조깅 기초 이론 27

모든 인간은 '달리는 재능'을 타고난다 | 왜 달릴까? | 걷기와 달리기의 역학적 차이 | 빨리 걷기는 힘들고 효율도 떨어진다 | 잉여 에너지 2배 소모 | 달리지 않으면 근육이 감소한다 | 걷기와 슬로 조깅은 쓰는 근육이 다르다 | 20대의 근육량을 유지할 수 있다 | 근력 운동은 필요 없다

2장
슬로 조깅, 어떻게 달릴 것인가
슬로 조깅 실전 수업 59

60세에 도전한 마라톤 풀코스 | 슬로 조깅의 기본 원칙 | 나에게 맞는 페이스 찾는 법 | '젖산이 쌓이지 않는' 싱글벙글 페이스 | 심박수로 싱글벙글 페이스 찾는 법 | 뒤꿈치 착지냐, 앞꿈치 착지냐 | 앞꿈치 착지로 딴 금메달 | 피치를 늘려라 | 턱을 당기면 안 되는 이유 | 앞꿈치 착지 주법 익히기 | 달릴 때 주의 사항 | 호흡법과 달리는 장소 | 준비운동은 필요 없다 | 복장과 러닝화

3장
스트레스 없이 살 빼는 가장 현실적인 방법
슬로 조깅과 다이어트 93

비만인 마라톤 선수를 본 적 있는가? | 살 빼기의 대전제 | 가장 좋은 다이어트 방법 | 운동과 칼로리 소모량 계산 공식 | 하루 1만 보를 걸으면 살이 빠질까? | 걷기보다 효과적이다 | 살 빠지는 습관 | 운동량과 식욕 | 어떻게 먹어야 하는가 | 요요를 막는 마음가짐 | 20분 이상 운동해야 지방이 탄다? | 1분씩 운동해도 충분하다 | 체중이 줄면 달리기가 빨라진다 | 체중 감량에 효과적인 '헬스 투어리즘'

> **레벨업 포인트 1** 살을 빼면 얼마나 빨리 달릴 수 있을까?

4장
지치지 않는 몸을 만드는 달리기의 과학
슬로 조깅과 운동생리학 129

에너지는 어디서 만들어질까? | 핵심은 미토콘드리아와의 협업 | 지방을 효율적으로 사용하는 슬로 조깅 | 젖산이 쌓이는 원리 | 달리면 피곤한 진짜 원인 | 단거리는 해당 에너지를 이용한다 | 빨리 달리는 사람은 무엇이 다를까? | 노화와 최대 산소 섭취량 | 미토콘드리아의 기능을 높여라 | 젖산 역치와 최대 산소 섭취량으로 본 마라톤 완주 요령 | 마라톤 중에 다리가 무거워지는 이유 | 에너지원은 체내에 어떻게 쌓일까? | 하이브리드 자동차처럼 효율적으로 달려라 | 지근섬유를 사용하라 | 달리면 왜 옆구리가 아플까? | 러너스 하이의 비밀

> **레벨업 포인트 2** 나의 싱글벙글 페이스를 정확히 측정하려면?

5장
42.195km, 완주에 도전하다
마라톤을 위한 트레이닝 173

얼마나 달려야 할까? | 목표 시간 설정 방법 | 대회를 준비하는 운동 루틴 | 어디서 달려야 할까? | 인터벌 트레이닝 | 잘 달리려면 잘 먹어야 한다 | 식후 운동은 피하라 | 아침 공복 운동의 효과 | 지방을 쓰는 능력을 길러라 | 식단과 격일 운동 병행하면 효과 2배 | 실내에서 할 수 있는 세 가지 운동법 | 어떤 대회에 나갈까?

6장
스타트라인에 서기 전 알아야 할 것들
대회 전후의 주의점 205

무리한 연습은 피하라 | 저나트륨혈증을 주의하라 | 수분의 적정 섭취량 | 좋은 성적을 내는 비결 | 글리코겐 로딩 효과적으로 하는 법 | 대회 3일 전에 해야 할 일 | 대회 전날의 주의사항 | 몸이 무겁게 느껴지면 경기는 잘 풀릴 것이다 | 자기 전에 할 일 | 대회 당일 예상외의 주의점 | 대회 직전 최종 점검 | 속도를 유지하는 간단한 요령 | 30킬로미터의 한계 극복 | 대회가 끝난 뒤 | 연습은 언제부터 다시 할까?

레벨업 포인트 3 인간은 어디까지 빠르게 달릴 수 있을까?

7장
내 몸을 되살리는 달리기 습관
슬로 조깅과 평생 건강 237

달리기는 무릎에 안 좋을까? | 달리기는 심장에 나쁠까? | 달리면 심폐 기능이 향상된다 | 미토콘드리아의 기능이 개선된다 | 체온 조절 능력이 향상된다 | 최대 산소 섭취량은 건강의 중요한 지표 | 러너는 건강하게 장수할까? | 혈압 잡아주는 싱글벙글 페이스 | 좋은 콜레스테롤 수치를 높인다 | 혈당치가 낮아진다 | 뇌세포가 증가한다

레벨업 포인트 4 퇴행성 무릎 관절염을 앞꿈치 착지로 고칠 수 있을까?

나오며 당신도 달릴 수 있다 275

> **이 책 사용설명서**
>
> ## 14가지로 간추린 러너들의 질문

본론으로 들어가기에 앞서 이 책의 효과적인 사용법을 소개한다. 이 책은 러닝 실력과 상관없이 이미 달리고 있는 사람, 이제부터 달리기를 시작해보고 싶은 사람 모두가 사전에 알아두면 좋을 정보를 가능한 한 알기 쉽게 설명한다. 슬로 조깅이 왜 좋은지, 운동 효과를 높이려면 어떤 부분에 신경 써야 하는지에 대해서 차근차근 안내하니 1장부터 차례대로 읽으면 잘 이해할 수 있을 것이다.

그런데 이 책을 손에 쥔 사람들은 러너로서의 경험치나 실력은 물론 달리는 목적도 제각각일 것이다. 마라톤 풀코스 완주를 목표로 하는 사람, 속도를 높이고 싶은 사람, 체중을 줄이고 싶은 사람, 체력을 다져 건강을 유지하고 싶은 사람 등 각자가 원하는 바에 따라 알고 싶은 내용도 천차만별일 것이다. 그래서 러너들이 내게 자주 하는 질문을 뽑아봤다. 각 항목에 해당하는 장을 함께 표기해두었으니 러너로서 안고 있는 의문과 고민을 최대한 빨리 해소하고 싶은 사람은 그 장을 먼저 읽어도 좋다.

질문 1 **운동은 하고 싶은데 러닝은 힘들어서 늘 작심삼일로 끝나요 → 1장**
러닝이 건강에 좋다는 것을 알아도 실제로 달려보니 너무 힘들어서 싫더라는 사람도 많다. 예전에 나도 마라톤 대회에 나가서 정말로 힘들었던 경험을 했기에 그 심정을 충분히 이해한다. 하지만 슬로 조깅을 알고 나서는 러닝에 대한 생각이 180도 바뀌었다. 러닝이 힘들게 느껴지는 사람은 무리해서 너무 빨리 달리기 때문이다.

슬로 조깅은 처음엔 걷는 것과 비슷한 속도로 천천히 뛰는 것부터 시작한다. 웃으며 대화를 나누면서 뛸 수 있는 정도의 속도이기 때문에 전혀 힘들지 않다. 그러면서도 빠른 속도로 뛰는 것과 비슷한 정도로 에너지를 소비하여 몸무게도 쉽게 줄일 수 있고 체력도 자연스럽게 좋아진다. 무리가 되지 않는 선에서 슬로 조깅을 꾸준히 하면 조금씩 속도가 빨라져서 달리기를 즐길 수 있게 될 것이다. 러닝에 사신이 없는 사람은 우선 1장을 통해 슬로 조깅의 좋은 점을 알아가길 바란다.

질문 2 **나이가 있는데 달려도 괜찮을까요?** ➔ **1장**

러닝은 격한 운동이어서 몸에 부담을 준다고 생각하는가? 슬로 조깅에 한해서 말하자면 그건 엄청난 오해다. 슬로 조깅은 웃으며 대화할 수 있는 속도로 달리기 때문에 몸에 과도한 부담을 주지 않는다.

나는 전국을 순회하며 슬로 조깅 강좌를 개최하고 있는데 그중에는 80대에 슬로 조깅을 시작한 분도 있고, 70대에 시작하여 마라톤 풀코스를 완주한 분도 있다. 슬로 조깅은 나이와 상관없이 누구나 시작할 수 있다. 우리 몸의 근육은 나이가 들수록 약해지지만 슬로 조깅을 하면 그 근육들이 다시 강화된다. 걷기만으로는 나이를 먹으면서 약해진 근육을 단련할 수 없으므로, 새로 운동을 시작하고 싶다면 슬로 조깅을 추천한다.

질문 3 **운동을 거의 하지 않았던 터라 달릴 수 있을지 불안해요** ➔ **1장**

지금까지 뛰어본 일이 거의 없는 사람도 슬로 조깅이라면 가벼운 마음으로 언제든 시작할 수 있다. 특별한 기술은 필요 없다. 인간의 DNA에는 태어날 때부터 달리는 능력이 새겨져 있으므로 안심해도 된다. 달리기는 인간에게 자연스러운 행동이기 때문에 슬로 조깅을 할 때는 준비운동마저 할 필요가 없다.

러닝을 시작하기 전에 근력부터 키워야 한다고 생각하는 사람이 더러 있는데 그럴 필요도 전혀 없다. 달리다 보면 달리기에 필요한 근육이 서서히 강화된다.

질문 4 달리면 무릎과 발이 아파요 ➔ 2장

달릴 때 무릎과 발이 아픈 이유는 몸에 과도한 부담이 걸리기 때문이다. 이럴 때는 착지 자세를 점검해보라. 러닝을 할 때 발의 어떤 부위가 먼저 지면에 닿느냐에 따라 앞꿈치(포어풋 forefoot) · 중간부(미드풋 midfoot) · 뒤꿈치(리어풋 rearfoot) 착지로 나뉜다. 나는 발가락과 그 주변부터 지면에 닿는 앞꿈치 착지를 추천한다. 앞꿈치 착지는 뒤꿈치로 착지할 때보다 발에 가해지는 충격이 매우 적고 무릎 통증을 완화하는 데 도움이 된다.

만약 러닝 이후 아킬레스건이 아프다면 앞꿈치가 아니라 발가락 끝으로 착지하기 때문일 수도 있다. 이런 분들은 2장에서 올바른 착지법을 확인해보길 바란다.

질문 5 **어떤 러닝화를 사야 할지 모르겠어요** ➡ **2장**

스포츠 매장에 가면 각종 기능을 갖춘 러닝용 옷과 신발, 그 외 전용 상품들이 있다. 무엇을 사야 좋을지 모를 정도로 종류가 많지만, 나는 기본적으로 달릴 때는 기존에 가지고 있는 제품만으로도 충분하다고 생각한다.

다만 신발은 되도록 밑창이 가장 얇은 것을 신자. 초보자에게는 쿠션감이 있는 신발을 권하는 이들이 많은데, 밑창이 두꺼운 신발은 앞꿈치 착지를 할 때 종아리에 부담을 준다. 러닝화를 고르는 방법은 2장을 참고하길 바란다.

질문 6 **러닝 초보인데 마라톤 풀코스를 완주하고 싶어요** ➡ **2장, 5장**

마라톤 풀코스 완주는 결코 무모한 목표가 아니다. 지금까지 전혀 달려본 적이 없는 사람도 슬로 조깅을 최소 3개월만 실천하면 충분히 달성할 수 있다. 애초에 인간은 장거리를 뛸 능력을 갖추고 태어난다. 슬로 조깅을 통해 무리하지 않고 조금씩 몸을 길들이면 마라톤 풀코스를 완주할 근력이 몸에 붙을 뿐 아니라 몸의 에너지를 효율적으로 사용할 수 있게 된다.

2장에서는 슬로 조깅의 기초적인 방법을 배우고, 5장에서 소개하는 구체적인 훈련법을 실천해보길 바란다.

질문 7 쉬운 방법으로 다이어트하고 싶어요 ➜ 3장

다이어트 목적으로 달리기를 하고 싶은 사람도 많을 것이다. 다이어트에는 여러 가지 방법이 있지만, 무턱대고 식사량을 줄이는 건 너무 힘들고 심지어 근육량까지 줄어들기 때문에 결코 건강한 방법이 아니다.

　운동에 자신이 없어서 걷기 운동을 하는 사람도 많다. 하지만 천천히 뛰는 슬로 조깅은 운동 강도 면에서 걷기와 크게 다르지 않으면서도 에너지 소비량은 더 많다. 그래서 걷기보다 더 편하고 효율적으로 살을 뺄 수 있다. 특별한 도구도 필요 없고 누구든지 바로 시작할 수 있다. 여기에 더해 달리는 즐거움까지 실감할 수 있기에 다이어트를 위해서 운동을 하고 싶어 하는 이들에게도 슬로 조깅을 적극적으로 권장한다.

질문 8 바빠서 달릴 시간이 없어요 ➜ 3장, 5장

매일 달리는 것이 가장 좋지만, 그렇더라도 매일 달려야 한다는 부담감을 가지면 운동을 꾸준히 이어갈 수 없다. 나는 가벼운 마음으로 할 수 있는 운동이 아니라면 운동을 하는 의미가 없다고 믿는다. 러닝을 하기로 마음먹었다면 하루에 10분이라두 좋으니 일단 뛰어보자. 아침에 10분 일씩 일어나 집 주

변을 달리는 것부터 시작해보는 것이다.

  20분 이상 운동을 하지 않으면 지방이 타지 않는다는 주장이 있지만, 이는 과학적인 근거가 전혀 없다. 간단한 운동을 몇 번씩 나눠서 해도 20분 이상 운동했을 때와 동일한 효과를 기대할 수 있다. 자세한 내용은 3장에서 확인할 수 있다.

  또한 러닝은 야외나 헬스장에서만 할 수 있다고 생각할지도 모르지만 실제로는 그렇지 않다. 집이나 회사에서도 웬만큼의 거리만 확보할 수 있다면 충분히 달릴 수 있다. 그 방법은 5장을 참고하길 바란다.

질문 9 달리는 거리를 늘리고 싶어요 → 4장

꾸준히 러닝을 하다 보면 거리가 조금씩 늘어나면서 달리기가 점차 즐거워질 것이다. 자동차나 전철을 타고 가던 곳도 직접 뛰어서 가는 등 일상적으로 달릴 기회를 찾게 되며 그만큼 성취감도 자주 맛볼 수 있다.

  장거리를 달리려면 에너지를 효율적으로 사용할 수 있어야 한다. 인간이 움직이는 데 필요한 에너지원으로는 당과 지방이 있다. 그러나 체내에 저장할 수 있는 당의 양은 매우 적으므로 장거리를 달리기 위해서는 체내에 많이 쌓여 있는 지방을 에너지원으로 잘 사용해야 한다. 이를 위해서는 당과 지방이 어떻게 에너지로 사용되는지 생리학적 구조를 파악할 필요가 있는데, 이는 4장에서 다룬다. 4장을 읽으면 슬로 조깅이 지방을 효율적으로 사용하는 달리기 방법이라는 사실도 잘 알게 될 것이다.

질문 10 러너스 하이를 맛보고 싶어요 ➔ 4장

뛰고 있을 때 기분이 좋아지는 현상을 러너스 하이runner's high라고 하는데, 이는 체내에서 만들어지는 마리화나성 물질에서 유래한다는 사실이 연구를 통해 밝혀졌다.

러너스 하이는 엘리트 러너처럼 달리기에 진심으로 몰입하는 사람만 경험할 수 있다고 생각하기 쉬운데 결코 사실이 아니다. 최근의 한 연구에 따르면, 빠른 속도로 뛰는 것보다 느긋한 속도로 뛸 때 러너스 하이의 요인이 되는 물질이 우리 몸에서 더 많이 분비된다. 슬로 조깅을 시작하면 당신도 러너스 하이를 경험할 수 있다.

질문 11 서브3를 달성하고 싶어요 ➔ 4장, 5장, 6장

마라톤 풀코스를 3시간 이내에 완주하는 '서브3'는 내로라 러

너의 꿈이다. 결코 쉬운 목표는 아니지만, 생리학적 지식을 총동원하여 제대로 된 훈련을 거듭하면 반드시 해낼 수 있다.

달리기 속도를 높이고 싶다면 우선 체중을 줄이는 것이 중요하다. 물리적으로 생각해도 몸이 가벼우면 몸의 에너지를 효율적으로 사용할 수 있고 더 빨리 달릴 수 있지 않겠는가. 체중을 줄이는 방법과 함께 체중이 줄면 얼마나 빨리 달릴 수 있게 되는지를 4장에서 파악한 뒤, 5장에서 소개하는 방법을 참고하여 훈련을 거듭하자.

그리고 경기에서 최고의 성과를 내기 위해서는 속도 조절과 사전에 글리코겐을 몸에 충전하는 글리코겐 로딩glycogen loading이 가장 중요하다. 6장에서는 지금까지의 연구로 밝혀진 마라톤 대회를 위한 컨디션 관리 방법을 다뤘다. 충실히 실천하면 대회에서 실력을 최대한 발휘할 수 있을 것이다.

질문 12 경기 도중에 항상 속도가 떨어져요 ➡ 5장, 6장

러닝에서는 속도 조절이 매우 중요하다. 달리는 도중에 속도가 떨어지는 이유는 처음에 너무 무리해서 달렸기 때문이다. 5장에서 목표 시간 설정하는 방법을 익힌 후 처음부터 끝까지 일정한 속도를 유지하며 뛰어보자. 속도를 일정하게 유지할 수 있는 결정적인 팁은 따로 없지만, 훈련을 거듭할수록 스스로 터득하게 된다. 예를 들어 구간별로 거리가 표시돼 있거나 한 바퀴의 거리가 어느 정도인지를 알고 있는 러닝 코스에서 시간을 측정하면서 뛰면 좋다. 러닝용 손목시계나 스마트폰의 러닝용 앱을 사용하면 킬로미터당 속도 등을 알려줘서 쉽게 기록을 체크할 수 있다.

또한 우리 몸의 에너지원인 당과 지방의 성질을 잘 이해하여 에너지를 보충하는 것도 매우 중요하다. 6장에서 다루는 글리코겐 로딩 작업과 경기 도중에 영양을 보충하는 방법을 정확히 익히고 대회에 임해보자. 반드시 효과가 나타날 것이다.

질문 13 혈압이 높은데 달리기를 하면 더 나빠지지 않을까? ➔ 7장

예전에는 러닝이 심장에 부담을 준다고 알려졌지만, 요즘에는 심장병 환자의 재활운동으로도 적극 활용되고 있다.

빠르게 달리면 몸에 부담이 가지만, 느긋한 속도로 달리는 슬로 조깅은 교감신경을 극도로 흥분시키지 않고 혈압도 올리지 않는다. 슬로 조깅은 고혈압 환자도 안심하고 할 수 있는 운동일 뿐만 아니라 혈압을 낮추는 효과까지 있는 운동이라는 점이 거듭 확인됐다. 요즘은 슬로 조깅과 같은 '싱글벙글

페이스'의 운동이 고혈압 치료의 가이드라인으로 제시되고 있다.

질문 14 러닝을 하면 젊음이 유지될까요? ➔ 7장

널리 알려졌다시피, 러닝은 나이를 먹으면서 약해지는 근육을 튼튼하게 하는 것 외에도 우리 몸에 매우 좋은 영향을 끼친다. 꾸준히 러닝을 하면 우리 몸의 '좋은 콜레스테롤', 즉 HDL(high density lipoprotein, 고밀도 지단백) 콜레스테롤 수치가 오르고 그에 따라 인지 기능이 향상된다는 연구 결과도 있다. 이렇듯 러닝이 인간의 건강수명을 늘리는 데 매우 효과적이라는 사실이 알려지면서 전 세계에서 관련 연구가 이어지고 있다.

슬로 조깅은 나이를 먹어도 꾸준히 할 수 있으므로 젊음을 유지하는 데 매우 큰 도움을 준다. 그래서 나는 만나는 사람마다 슬로 조깅을 권하곤 한다.

1장

느린 달리기가 걷기보다 좋은 이유

슬로 조깅 기초 이론

걷기 정도의 느긋한 속도로 달리는 슬로 조깅은 걷기보다 2배나 많은 칼로리를 소비한다. 심지어 전혀 힘들지도 않다. 또한 슬로 조깅은 노화에 따른 근육량의 감소를 예방하므로 건강을 유지하는 데 안성맞춤인 운동이다. 이번 장에서는 달리기의 기초 지식을 알아보자.

달리기를 할 때 고도의 기술은 전혀 필요 없다. 아주 작은 요령만 파악하면 마라톤 풀코스 완주나 서브3 달성도 꿈이 아니다. 이번 장과 다음 장에서는 그런 목표를 달성하는 데 필요한 기초 지식을 다루고자 한다.

일단 달리기 전에 알아둬야 할 러닝 이론을 살펴보겠다. 이론이라는 말에 겁먹을 필요 없다. 전혀 어렵지 않다. 달리기는 결코 힘든 운동이 아니며 인간에게 무척 자연스러운 움직임이다. 그러니 본래 괴로운 일이 아니라는 사실을 먼저 인지하길 바란다. 인간은 어째서 달리는 행동을 하게 됐을까? 원점으로 돌아가 생각해본다면 달리는 일의 중요성을 실감할 수 있을 것이다.

모든 인간은
'달리는 재능'을 타고난다

자신은 달리기에 소질이 없다고 느꼈다면 이번 기회에 생각을 바꾸길 바란다. 단적으로 말하자면, 인간은 누구나 '달리는 재능'을 타고난다.

심지어 '인간은 장거리를 뛰기 위해 진화했다'라고 주장하는 가설도 있다. 미국 유타대학교 생물학 교수 데니스 브램블Dennis Bramble과 하버드대학교 인간진화생물학 교수이자 인류학자 대니얼 리버먼Daniel Lieberman이 2004년에 세계 3대 과학 학술지 중 하나인 《네이처Nature》에 발표한 바 있다. 이 가설은 미국 전역에서 베스트셀러가 된 크리스토퍼 맥두걸Christopher McDougall의 저서 『본 투 런』에 소개돼 화제를 모으기도 했다. 내용을 간략히 보자면, 인간은 이족보행이 가능해지면서 장시간 계속해서 달리며 사냥을 할 수 있게 됐고 그 덕에 번영했다는 주장이다. 브램블은 인간의 신체가 장거리 달리기에 매우 적합한 구조라는 사실도 밝혀냈다.

인류가 농경과 목축으로 정착 생활을 하게 된 지는 겨우 1만 년밖에 되지 않았다. 20만 년의 역사상 인류는 대부분 기간에 수렵·채집을 하며 살아왔다는 얘기다. 지금도 수렵·채집 생활을 하는 아프리카의 부족이 있는데, 이들은 사냥할 때 평균 시속 10킬로미터 전후로 약 35킬로미터의 거리를 달리는 것으로 나타났다. 수렵민이 아니어도 인간은 전철과 자동차 등 교통수단이 없었던 바로 얼마 전까지 시속 6킬로미터 이상의 속도로 이동하는 일이 다반사였다. 인류 역사의 대부분 기간에 달리기는 걷기와 함께 주요한 이동 수단이었다. 즉, 사람은 누구나 장거리를 달리는 능력을 지니고 태어났다고 할 수 있다.

그렇다면, 달리기 기술은 어떨까? 특별히 배워야 잘 달릴 수 있는 걸까? 그렇지 않다. 달리기 기술은 선수나 일반인이나 비슷하다. 신호등의 신호가 바뀔 것 같을 때, 전철이나 버스를 놓칠 것 같을 때 등 급할 때는 누구나 황급히 뛰어간다. 달리기는 태어나면서부터 지금까지 매우 긴 시간 훈련해온 움직임이라고 할 수 있다. 그렇기에 일반인과 엘리트 러너를 놓고 비교해도 기술적인 면에서는 거의 차이가 없다.

예를 들어 러너와 평소에 러닝을 하지 않는 일반인의 러닝 속도에 따른 에너지 소비량을 비교한 조사가 있다. 러닝 실력이 좋다는 건 곧 에너지를 효율적으로 사용하며 뛰는 것을 의

미하므로, 러닝 실력이 좋은 사람은 같은 속도로 달렸을 때 칼로리 소모량이 적다. 이런 결과를 바탕으로 보면 러너는 일반인보다 칼로리를 효율적으로 사용하며 달린다는 결론이 나오지만, 그 차이는 겨우 5% 정도였다.

대표적인 예로, '제일 빠른 러너'라고 알려진 일본의 마라토너 가와우치 유키川內優輝 선수와 비교해볼 수 있다. 이 엘리트 러너를 100점으로 본다면, 평소에 러닝을 전혀 하지 않는 사람도 수월하게 95점을 받는다. 이는 기술적인 면에서 엘리트 선수와 일반인 사이에 많은 차이를 보이는 여타 스포츠와는 전혀 다른 양상이다. 예컨대 테니스를 보자면, 일본의 프로 테니스 선수 니시코리 게이錦織圭를 100점이라고 할 때 당신은 몇 점일까? 골프로 예를 들면, 일본의 프로 골퍼 마쓰야마 히데키松山英樹나 이시카와 료石川遼와 비교할 때 당신은 몇 점일까? 아마 많은 사람이 10점이나 20점 정도라고 대답할 것이고, 실제로도 그렇다. 그러나 러닝 실력은 몇 가지 간단한 요령만 익히면 일반인도 엘리트 러너와 비슷한 수준의 점수를 얻을 수 있다.

왜 달릴까?

다음으로 '달리는 의미'에 대해 생각해보자. 인간의 신체는 움직이기에 적합한 형태와 기능을 갖추고 있으며, 다음과 같은 두 가지 이동 양식을 보인다. 하나는 걷기, 다른 하나는 달리기이다. 걷기와 달리기의 차이는 다들 알고 있을 것이다. 걷기는 양발 중 한쪽이 반드시 지면에 닿지만, 달리기는 양발이 모두 공중에 떠 있는 순간이 있다(그림 1-1).

요즘은 대중교통이 보편화돼서 평소에 달리기를 할 일이 그다지 많지 않지만, 급한 상황일 때는 누구나 자연스럽게 뛴다. 평범한 일상에서 천천히 걷는 것이 시속 3킬로미터 정도, 출근할 때가 시속 4킬로미터 정도, 빠른 걸음으로 걸을 때가 시속 5킬로미터 정도다. 건강을 위해 권장되는 파워 워킹 power walking은 시속 6~7킬로미터를 의미한다. 대개는 이 정도가 한계이고, 시속 8킬로미터로 걷는 사람은 아예 없다.

그렇다면 우리가 무의식중에 뛰기 시작하는 속도는 얼마일까? 우리 연구팀이 후쿠오카대학교 스포츠과학부의 학생들을 대상으로 조사한 결과, 러닝머신에서 시속 3킬로미터부터 서

그림 1-1 걷기와 달리기의 차이점

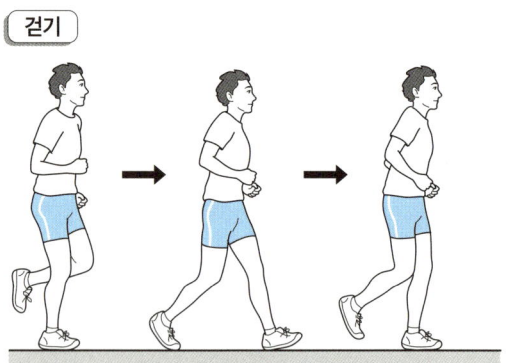

걷기

어느 쪽이든 발이 항상 지면에 붙어 있다.

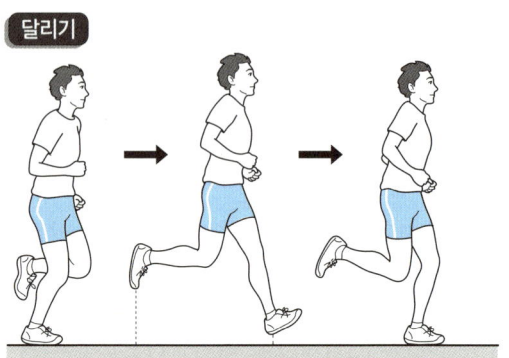

달리기

양발이 모두 지면에 닿지 않는 순간이 있다.

서히 속도를 높이자 시속 5킬로미터를 넘는 순간 뛰기 시작하는 사람이 나타났다. 평균적으로는 시속 6.3킬로미터였다. 시속 7킬로미터에서도 걷는 사람은 극히 소수였다. 즉, 대부분 사람은 무의식적으로 느긋한 이동에는 걷기를, 속도가 올라가면 달리기를 선택한다는 뜻이다. 걷기에서 달리기로 전환되는 속도는 시속 6킬로미터 정도라고 말할 수 있다.

어째서 우리는 시속 6킬로미터를 넘으면 무의식적으로 뛰기 시작할까? 이를 우리 몸의 에너지 소비라는 관점에서 알아보자. 여러 속도에서 걷기 또는 달리기를 했을 때 에너지 소비량을 살펴봤다.

그림 1-2는 이탈리아의 생리학자 로돌포 마르가리아Rodolfo Margaria 박사가 1938년에 보고한 유명한 데이터다. 운동 시 소모되는 시간당 에너지 소비량을 보면, 걷기에서 시속 5킬로미터까지는 속도에 따라 완만하게 상승한다. 하지만 5킬로미터를 넘어서면서부터 에너지 소비량이 급증한다. 그에 비해 러닝에서는 속도에 따라 일정한 비율로 에너지 소비량이 증가한다. 시속 8킬로미터까지는 걷기와 동등한 에너지 소비량을 보이지만 그보다 더 높은 속도에서는 속도가 빨라질수록 걷기보다 에너지 효율이 좋아진다.

그림 1-2 걷기 vs 러닝: 속도별 시간당 에너지 소비량

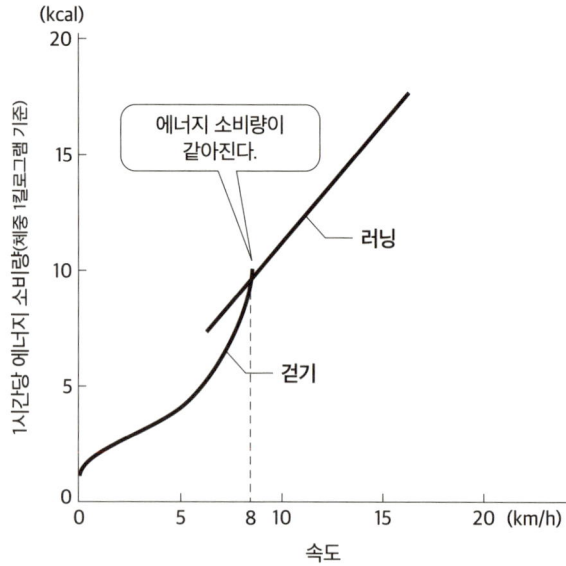

걷기에서는 시속 5킬로미터를 넘으면 1시간당 에너지 소비량이 급증하지만, 러닝에서는 속도에 따라 일정한 비율로 증가한다. 시속 8킬로미터에서 걷기와 러닝의 에너지 소비량이 같아진다. [Margaria, 1938에서 수정]

흥미롭게도 속도와 에너지 소비량의 관계에서 걷기는 이차곡선을, 러닝은 직선을 그린다. 인간이 뛰기 시작하는 속도는 시속 6~7킬로미터지만, 걷기만 보면 시속 6~7킬로미터에서 속도 변화에 따른 에너지 소비량이 급격히 증가한다. 그 추이

에 따르면 시속 8킬로미터 이상에서는 걷기가 매우 과격한 운동으로 변한다고 볼 수 있다.

이번에는 이동거리 1킬로미터당 에너지 소비량을 비교해보자. 그림 1-3을 보면 시속 3~5킬로미터의 일반적인 걷기는 체중 1킬로그램당 0.5~0.6칼로리를 소비한다. 그런데 시속

그림 1-3 걷기 vs 러닝: 1킬로미터 이동 시 속도별 에너지 소비량

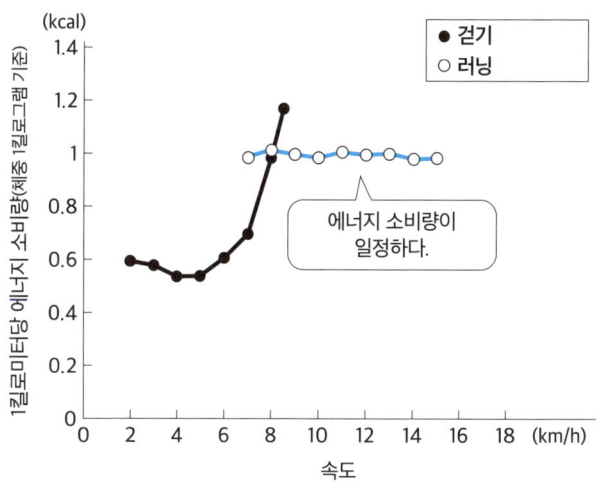

1킬로미터당 걷기의 에너지 소비량은 시속 6~7킬로미터에서 급증하지만, 러닝은 속도와 상관없이 에너지 소비량이 일정하다. 체중 1킬로그램당 1킬로미터 이동 시 약 1킬로리를 소비한다. [Margaria, 1938에서 수정]

6~7킬로미터 부근에서부터 에너지 소비량이 급증한다.

한편 러닝의 이동거리 1킬로미터당 에너지 소비량은 체중 1킬로그램당 약 1칼로리이며, 속도가 빨라져도 에너지 소비량은 변하지 않는다. 예컨대 체중이 60킬로그램인 사람이 빠르게 뛰든 천천히 뛰든 상관없이 1킬로미터를 뛰면 60칼로리를 소비한다는 얘기다. 이 방법으로 에너지 소비량을 간편하게 계산할 수 있다.

시속 8킬로미터에서 걷는 건 경보가 아니라면 거의 불가능하지만 일단 가능하다고 가정해보자. 러닝을 할 때 시속 8킬로미터로 걸을 때와 동일한 에너지를 소비하며 달린다고 가정하면, 시속 17킬로미터로도 달릴 수 있다는 얘기가 된다.

이런 사실로 미루어보아 빠르게 이동할 때 우리가 자연스럽게 뛰기 시작하는 이유는 속도가 올라감에 따라 걷기보다 러닝의 에너지 효율성이 더 좋아지기 때문이라고 볼 수 있다.

걷기와 달리기의 역학적 차이

걷기는 속도가 빨라지면 에너지 효율성이 나빠진다. 열심히 에너지를 사용하며 걸어도 그다지 속도가 나오지 않는다. 그 이유는 뭘까?

지면에 힘을 가했을 때 나타나는 반작용력을 측정하는 기구인 지면반력기를 사용하여 걷기와 러닝의 위치에너지와 운동에너지의 변화를 조사한 연구가 있다(마르가리아, 1963). 연구에 따르면, 인간은 천천히 걸을 때 근육의 움직임으로 지면을 누르고 중심을 들어올려 위치에너지(높이)를 얻는다. 이렇게 얻은 위치에너지는 마치 시계추처럼 앞쪽으로 몸이 떨어지며 양발로 착지하는 과정을 통해 운동에너지로 전환된다. 그리고 몸이 앞으로 나아갈 때는 신체를 앞으로 이동하는 에너지와 함께 근육을 수축하여 중심을 들어올리는 에너지를 생성한다.

그렇다면 빨리 걷기는 어떨까? 속도가 빨라질수록 몸이 앞으로 이동할 때 많은 에너지가 사용된다. 이때 위치에너지는 시속 7킬로미터까지 서서히 상승하지만, 그 이상은 오르지 않는다. 게다가 속도가 빨라지면 위치에너지는 오히려 저하된다.

쉽게 말해서 걷기는 어느 쪽이든 발이 반드시 지면에 붙어 있기 때문에 속도를 높이면 높일수록 중심을 들어올리기가 어려워진다. 이 때문에 위치에너지를 얻기가 어렵고, 결과적으로 몸을 앞으로 움직이기 위해서는 근육을 수축하며 만들어지는 에너지를 많이 사용해야 한다. 이런 이유로 걷기는 속도가 올라가면 운동 효율성이 나빠진다.

한편 러닝은 지면을 누르며 얻은 위치에너지를 몸의 중심을 들어올림과 동시에 몸을 앞으로 이동시키기 위한 운동에너지로 사용할 수 있다. 이때 신체가 공중에 뜨기 때문에 위치에너지는 물론 몸이 앞으로 나아가게 하는 운동에너지까지 동시에 증가한다. 또한 러닝은 들어올려지는 무게중심의 높이가 속도와 관계없이 일정하다. 따라서 속도를 높이려면 착지할 때 수평 방향으로 더 많은 힘을 사용해야 한다. 공중에 떴던 몸이 땅으로 떨어져 착지할 때 하체의 근육과 힘줄을 용수철처럼 작용시키면 이를 위치에너지를 확보하는 데 활용할 수 있다. 용수철의 주요 부위인 아킬레스건은 인간과 가장 가까운 것으로 알려진 침팬지와 비교할 때 인간이 현저히 발달했다. 걷기로는 근육과 힘줄을 이렇게 사용할 수 없지만 러닝으로는 가능하다. 그렇기에 속도가 올라갈수록 러닝이 걷기보다 에너지 소비량이 적은 것이다.

빨리 걷기는 힘들고
효율도 떨어진다

에너지 효율이라는 관점에서 인간은 왜 시속 6~7킬로미터를 넘어서면 걷기가 아닌 러닝을 선택하게 되는지를 설명했다. 하지만 엄밀히 따지면 그것만으로 모든 것을 설명할 수 있는 것은 아니다.

러닝의 에너지 효율성이 좋아지는 것은 시속 8킬로미터를 넘은 시점부터이며, 걷기에서 러닝으로 자연스럽게 전환되는 속도는 6~7킬로미터다. 미미하지만 걷기에서 러닝으로 전환되는 타이밍에 다소 차이가 있다. 이런 결과를 바탕으로 우리 연구팀은 걷기에서 러닝으로 바뀌는 데는 다른 이유가 더 있지 않을까 하는 의문이 들었다. 그래서 '시속 6킬로미터가 넘는 걷기는 신체에 부담을 주기 때문에 인간은 6킬로미터가 넘으면 뛰기 시작한다'라는 가설을 세웠다. 그리고 스웨덴의 심리학자 군나르 보그Gunnar Borg가 만든 '주관적 운동 강도Ratings of Perceived Exertion, RPE'(표 1-1)를 활용하여 인간이 주관적으로 느끼는 운동 강도를 조사해보기로 했다.

표 1-1 보그의 주관적 운동 강도 표

지수	주관적으로 느껴지는 운동 강도
20	
19	매우 힘들다
18	
17	꽤 힘들다
16	
15	힘들다
14	
13	조금 힘들다
12	
11	할 만하다
10	
9	꽤 할 만하다
8	
7	매우 할 만하다
6	

주관적으로 느껴지는 '강도'를 표시한 지수. '아주 할 만하다'가 6이고 '아주 힘들다'가 20이다. [Borg, *Scand J Rehab Med*, 1970에서 수정]

보그의 주관적 운동 강도에서는 매우 편한 상태(인간이 안정을 취하고 있을 때의 상태)를 6, 매우 힘든 상태를 20으로 설정하고 각각의 힘든 정도를 수치로 표시한다. 1부터 10까지로 표기하면 될 것을 왜 이런 수치로 설정했을까? 20대 젊은이를 대상으로 했을 때 주관적 운동 강도로 나온 숫자의 10배가 운동 중 심박수에 해당하도록 설정했기 때문이다. 예를 들어 주관적 운동 강도가 20일 때 젊은 사람의 심박수는 200이라고 한다. 이것은 주관적 운동 강도가 실제로 우리 몸이 받는 신체적 부담과 일치한다는 가설에 근거한다.

팔굽혀펴기 같은 부분적인 운동이 아니라 달리기나 자전거 타기 같은 전신운동일 경우, 보그의 주관적 운동 강도에서는 운동의 종류가 달라도 주관적 운동 강도의 수치가 같다면 생리적으로 우리 몸에 같은 부담을 준다고 본다. 이는 생리적으로 각각의 운동이 우리 몸에 어느 정도의 부담을 주는지를 간단히 나타내는 방법으로 전 세계에서 널리 사용되고 있다.

이 지표를 사용하여 시속 3~8킬로미터 구간에서 걷기와 러닝을 비교해봤다(그림 1-4). 흥미롭게도 시속 3~6킬로미터에서는 러닝의 주관적 운동 강도가 걷기에서와 거의 같았다. 그러나 시속 7킬로미터에 이르자 걷기가 러닝보다 주관적 운동 강도가 높아졌다.

그림 1-2에서 확인했듯이, 시속 7킬로미터일 때 걷기는 러

그림 1-4 걷기 vs 러닝: 주관적 운동 강도

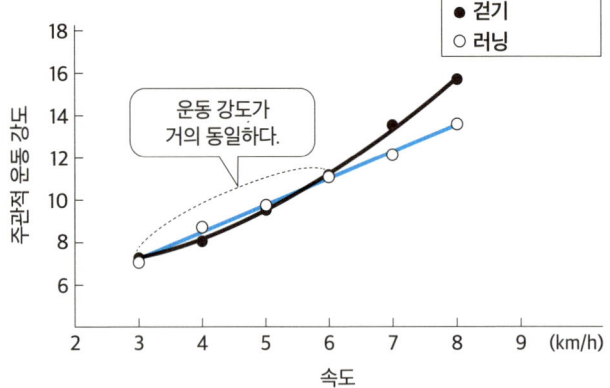

시속 6킬로미터 이하에서는 걷기와 러닝의 주관적 운동 강도가 거의 비슷하지만, 시속 6킬로미터를 넘으면 걷는 것보다 뛸 때 더 편하게 느껴진다. [기타지마 야스오北嶋康雄 외,《러닝학 연구ラニング学研究》25(1):19~27, 2014에서 참고]

닝보다 에너지 소비량이 적은 편이다. 그런데도 운동 강도는 더 세다. 즉, 빨리 걷기는 러닝보다 힘든데도 에너지 소비량은 적다는 사실을 알 수 있다. 매우 놀라운 발견이다.

이런 결과를 바탕으로 우리는 인간이 걸을 때 시속 6킬로미터를 넘으면 신체가 받는 부담이 급격히 커져 계속 걸을 수 없게 되므로 자연스레 더 편한 러닝을 선택하게 된다고 추측

할 수 있다. 일정한 속도 이상이 되면 우리가 무의식적으로 뛰기 시작하는 이유는 에너지 효율뿐만 아니라 우리 몸이 느끼는 운동 강도 역시 한 가지 이유가 된다는 뜻이다.

잉여 에너지
2배 소모

그렇다면 일반적으로 걷는 속도로 러닝을 했을 때는 어떻게 될까? 우리 연구팀은 느리게 뛰는 러닝과 걷기의 에너지 소비량을 측정해봤다.

그림 1-5는 느리게 뛸 때의 이동거리 1킬로미터당 에너지 소비량을 계산해 그림 1-3의 데이터와 비교한 것이다. 천천히 뛰어도 1킬로미터 이동하면 체중 1킬로그램당 약 1칼로리의 에너지를 소비한다는 것을 알 수 있다. 즉, 일반적인 걷기와 같은 느린 속도로 뛰어도 의도적으로 러닝이라고 의식하며 뛰면 우리 몸의 에너지 소비 효율은 빠르게 뛸 때와 전혀 차이가 없다는 얘기다.

느리게 뛰는 러닝은 걷기와 같은 속도, 같은 운동 강도인데도 우리 몸의 잉여 에너지를 1.8~2배까지 더 많이 소비한다.

이것이 느리게 뛰는 러닝의 중요한 특징이다. 나는 이렇게 걷는 속도로 뛰는 저속 러닝을 '슬로 조깅'이라고 이름 붙였다. 2장에서 자세히 정의하겠지만, 지금부터 '슬로 조깅'이라고 할 때는 이런 의미를 가진다는 점을 기억해주길 바란다.

슬로 조깅은 러너에게 마라톤 풀코스를 완주하거나 서브 3를 달성할 수 있는 체력을 만들어주고 살도 쉽게 뺄 수 있게

그림 1-5 걷기 vs 러닝 vs 슬로 조깅: 1킬로미터 이동 시 속도별 에너지 소비량

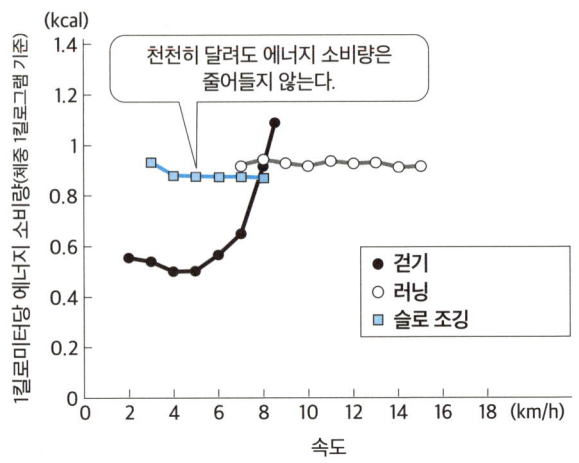

그림 1-3에 시속 8킬로미터 이하로 달렸을 때(슬로 조깅)의 데이터를 추가한 그래프다. 천천히 달려도 1킬로미터당 약 1칼로리를 소비하는 에너지 효율은 이전과 동일하다. [기타지마 야스오 외, 《러닝학 연구》 25(1):19~27, 2014에서 수정]

해줄 것이다. 다만 운동 효과를 극대화하기 위해서는 몇 가지 요령이 필요한데, 구체적인 내용은 다음 장에서 설명하겠다.

달리지 않으면 근육이 감소한다

그림 1-6은 24시간 동안 배출된 소변에 포함된 크레아티닌creatinine의 양을 연령대별로 표시한 것이다. 소변 내 크레아티닌 양은 우리 몸의 기초대사량과 전신의 근육량에 비례하는데, 나이를 먹을수록 기초대사량과 근육량이 감소하는 것을 알 수 있다.

나이가 들어감에 따라 근육이 줄어드는 것은 일반적인 노화 현상이지만, 운동을 통해 그 속도를 늦추려고 노력해야 한다. 근육량이 감소하고 근력이 저하되는 증상을 사르코페니아sarcopenia라고 하는데 고령자의 건강을 해치는 주요 원인이다.

사르코페니아를 겪으면서 신체활동량이 줄어들면 기초대사량이 떨어지고 대사증후군이나 생활습관병에 걸릴 가능성이 커진다. 신체활동량이 줄어들면 근육량이 점점 감소하고 동작이 둔해지며 골밀도도 저하된다. 이 때문에 뼈에 금이 가거나

그림 1-6 근육량과 기초대사량의 연령대별 변화

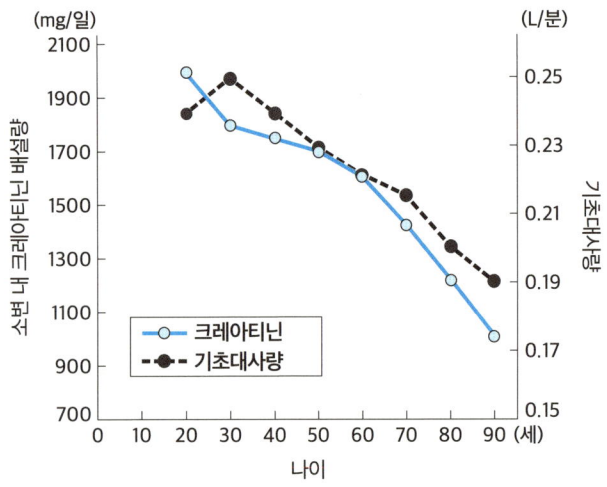

24시간 동안 배출된 소변 내 크레아티닌 양은 전신의 근육량을 반영하는데, 나이가 들면 우리 몸의 근육량은 줄고 기초대사량도 떨어진다. [Tzankoff & Norris, *J Appl Physiol*, 1997년에서 수정]

부러질 가능성이 커지고 결국 누워서만 지내게 되기도 하며, 치매 발생과 같은 부정적인 악순환이 일어날 수 있다.

  나이가 들면서 근육이 줄어드는 속도는 신체 부위별로 차이가 있다. 연령대별 신체 각 부위의 근육량을 측정하고 비교한 연구에 따르면(그림 1-7), 허벅지 앞쪽 근육(대퇴사두근)은 나이가 들수록 감소하는데 특히 60세 이후에 급격히 줄어드는 것으로 나타났다. 또한 복부 깊숙한 곳에 있는 대요근과 복근, 그리고 등 근육도 나이가 들면서 현저히 감소한다는 사실이 밝혀졌다. 반면 위팔(팔뚝) 근육량은 나이가 들어도 거의 변함이 없다. 더욱 흥미로운 점은, 같은 허벅지 근육이라도 허벅지 뒤쪽의 햄스트링 근육은 완만한 속도로 줄어든다는 것이다.

독일의 생물학자 빌헬름 루Wilhelm Roux가 제창한 '루의 법칙

그림 1-7 신체 각 부위 근육량의 연령대별 변화 추이

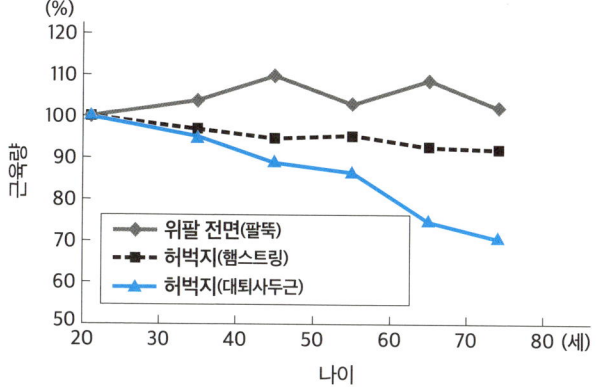

초음파 장치를 활용하여 근육량을 측정해보니 대퇴사두근의 두께는 나이를 먹을수록 얇아졌지만, 위팔의 근육과 허벅지 뒤쪽의 근육(햄스트링)은 나이의 영향을 거의 받지 않았다. [후쿠나가 데쓰오福永哲夫, *Geriatric Medicine* 43:209~214, 2005에서 수정]

Roux's Law'에서도 알 수 있듯이 근육은 적절히 사용하면 발달하고, 과하게 사용하면 손상되며, 사용하지 않으면 감소한다. 결국 나이를 먹을수록 감소하는 근육은 평소에 별로 사용되지 않았기에 점차 줄어드는 것이다.

걷기와 슬로 조깅은 쓰는 근육이 다르다

나이가 들수록 현저히 감소하는 근육군은 무릎을 접었다 펴고 고관절을 굽혔다 펴며 척추를 지지할 때 가장 많은 힘을 발휘하는 근육으로, 오랜 시간 앉아서 일하는 것은 물론 걸을 때도 그다지 사용되지 않는다. 우리가 걸을 때를 생각해보자. 다리를 시계추처럼 사용하므로 무릎을 펴거나 고관절을 굽히거나 펴는 동작도 거의 하지 않는다. 척추를 곧게 세울 필요도 없다. 오히려 척추를 사용하지 않고 허리를 굽히는 편이 편하게 걸을 수 있다. 그에 비해 달릴 때는 무릎과 고관절을 굽혔다 펴야 하며, 무엇보다도 지면 위로 뛰어올랐다가 착지하기 때문에 무릎·고관절·척추를 둘러싼 근육들 전체를 사용한다.

근육이 수축할 때는 전류가 발생하므로 근육 표면에 전극을 붙여서 근육의 움직임에 따른 전류의 변화를 기록할 수 있는데, 이것을 '근전도'라고 부른다. 시속 4킬로미터의 걷기, 시속 4킬로미터의 슬로 조깅, 시속 7킬로미터의 조깅에 대해 다리 근육들의 근전도를 측정해봤다(그림 1-8).

세로축의 MVC라는 단위는 근육의 전기적 위치에너지가 근력을 발휘할 때와 비교해 차지하는 비율을 나타낸다. 이 수치

그림 1-8 걷기 vs 슬로 조깅 vs 조깅: 근육 움직임

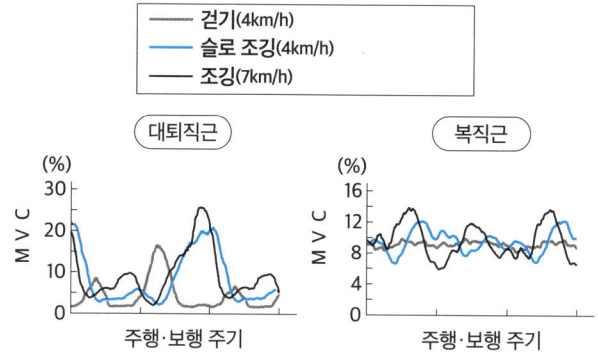

시속 4킬로미터의 걷기와 슬로 조깅, 시속 7킬로미터의 조깅을 비교한 근전도. 어느 쪽이든 걷기보다 슬로 조깅을 할 때의 수치가 더 높다. 주행·보행 주기란 한쪽 발이 지면에 닿은 뒤 같은 쪽 발이 다시 지면에 닿을 때까지(2걸음 분량)의 주기를 가리킨다. [후쿠오카대학교 신체활동연구소 자료에서 수정]

가 높으면 그만큼 근육을 많이 사용하고 있음을 뜻한다. 그림 1-8을 살펴보면 모든 근육에서 걷기보다 슬로 조깅을 할 때의 수치가 더 높게 나타났다.

그중에서도 허벅지 앞면의 대퇴직근, 외측광근이 걷기보다 슬로 조깅을 할 때 더 잘 사용된다. 그 외에도 허리둘레의 대둔근, 복직근(복근), 등 근육은 물론 복부 깊숙한 곳에 있는 대요근도 걷기보다 슬로 조깅을 할 때 더 잘 사용된다(그림 1-9). 즉, 슬로 조깅은 천천히 달리기 때문에 힘들지 않으면서도 전신의 근육을 단련할 수 있다. 그에 비해 걷기만 하면 큰 근육들을 잘 사용하지 않기 때문에 근육이 약해질 가능성이 있다.

인류 역사상 인간은 대부분의 시간에 걸쳐 수렵·채집을 하며 살아왔다. 사냥감을 잡기 위해 오랜 시간 계속 뛰는 것이 일상이었을 것이다. 그러나 생활양식이 바뀌고 교통수단이 발전한 현대에는 일상생활에서 빨리 이동할 필요가 없어졌다. 즉, 달리기를 할 필요가 없어졌기 때문에 근육의 감소가 가속화되어 사르코페니아 같은 질병이 나타났다고 할 수 있다. 계단이나 오르막길을 오를 때는 달릴 때와 마찬가지로 이런 근육들이 사용되지만, 에스컬레이터와 엘리베이터의 보급으로 그런 기회가 많이 사라졌다.

그림 1-9 슬로 조깅에서 사용되는 근육들

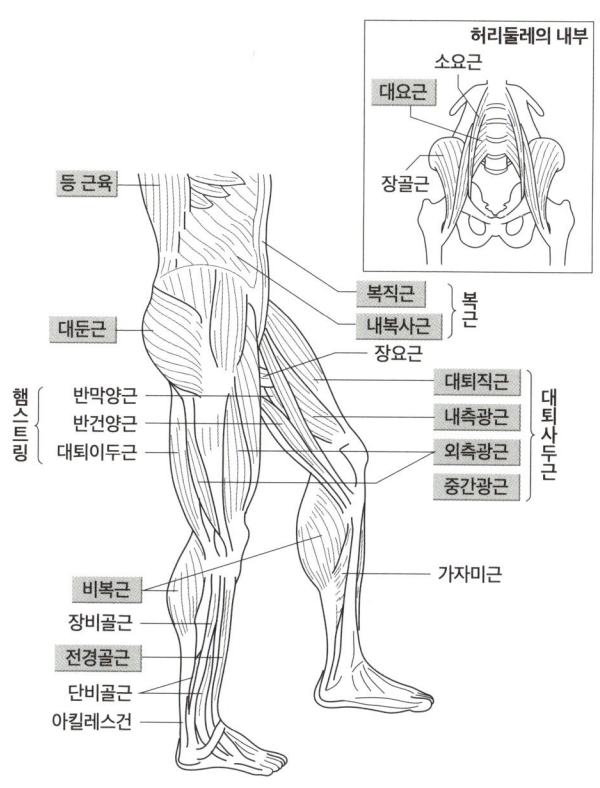

대둔근처럼 음영 표시된 부분의 근육이 특히 걷기보다 슬로 조깅에서 더 잘 사용된다. 중간광근은 허벅지 내부에 있는 근육이다.

큰 근육들을 사용할 필요가 없어진 현대 사회가 노화를 가속화한다고 할 수 있다. 반대로 생각하면, 러닝을 함으로써 노화에 따라 줄어드는 근육을 단련할 수 있으므로 사르코페니아를 시작으로 연쇄적으로 이어지는 우리 몸의 악순환을 사전에 예방할 수 있을 것이다.

20대의 근육량을 유지할 수 있다

특히 60세가 넘으면 근육의 감소와 함께 기초대사량까지 현저히 줄어든다. 2006년부터 일본 후생노동성은 대사증후군에 걸린 사람을 찾아 적극적으로 지원하는 예방 대책을 펼쳤다. 이와 관련하여 2014년에 발표한 조사 결과에 따르면, 40대와 비교한 70대 대사증후군 환자의 비율에서 남성이 1.9배 많았고 여성은 무려 5.1배나 많았다. 근육 감소에 따른 기초대사량 저하와 나이가 들면서 신체활동량이 감소한 것이 그 이유일 것이다.

앞서 살펴봤듯이, 노화에 따른 근육 감소는 우리 몸의 모든 근육에서 일정하게 발생하지 않고 부위별 특성이 있다. 나이가 들면서 근육이 현저히 줄어드는 부위는 모두 러닝을 할 때 자주 쓰이는 근육이 있는 부위다. 나는 러닝을 하면 근육의 감소를 예방하는 것은 물론, 근육의 회복까지 가능하다고 생각하기 때문에 이를 증명하는 연구를 계속해왔다.

생체전기 임피던스 분석법Bioelectrical Impedance Analysis, BIA(근육과 체지방의 수분 함량 차이를 바탕으로 신체에 미세한 전기를 흘려보내 체성분을 측정하는 분석법 – 옮긴이)을 활용하면 비교적 쉽게 부위별 근육량을 측정할 수 있다. 이를 활용하여 일본의 마라톤 선수인 가와우치 유키 선수의 대퇴부 근육량을 측정했다. 또한 20년간 꾸준히 슬로 조깅을 실천해온 나(다나카 히로아키)의 근육량도 측정하여 일반인의 근육량 데이터와 비교해봤다.

그림 1-10에서 알 수 있듯이 20대인 가와우치 선수의 대퇴부 근육량은 같은 연령대의 일반인보다 확연히 많고, 60대인 나도 같은 연령대보다 근육량이 많은 것은 물론이거니와 젊은 이들에도 뒤지지 않는 근육량을 유지하고 있다.

실제로 평균연령 70세의 고령자 37명에게 슬로 조깅을 하루 30분씩 3개월간 꾸준히 시킨 결과 체력이 늘고 대퇴부 근육량이 증가했다. 러닝을 하면 노화에 따른 근육량 감소를 예방할 수 있다는 사실이 확인된 것이다.

그림 1-10 가와우치 유키 vs 다나카 히로아키 vs 일반인: 대퇴부 근육량

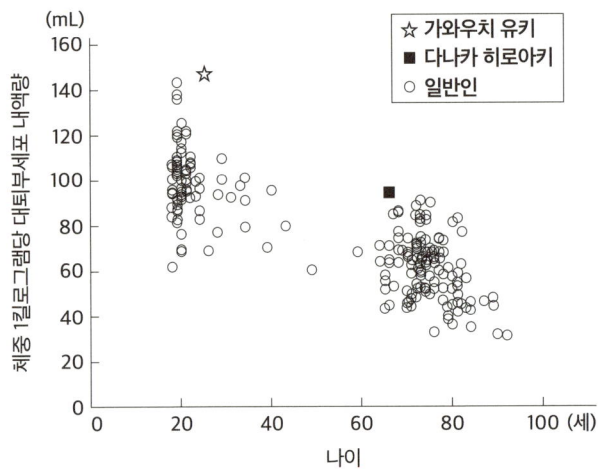

가와우치 유키 선수, 다나카 히로아키, 일반인의 근육량을 측정했다. 나이를 먹을수록 근육량이 감소하지만, 훈련을 거듭하면 근육량의 감소를 막을 수 있다. [야마다 요스케山田陽介, 《일본임상영양학회지日本臨床榮養學會誌》, 2017에서 수정]

근력운동은 필요 없다

러닝을 시작하기 전에 우선 근력운동을 통해 어느 정도 근력을 만들어야 하지 않느냐고 질문하는 사람도 있지만 그럴 필요

는 전혀 없다. 지금까지 거의 운동을 하지 않았던 사람이라도 괜찮다. 일단 러닝을 시작하면 러닝에 필요한 근육이 자연스럽게 붙기 때문에 달리는 것 자체가 러닝을 위한 근력운동이 된다.

오히려 러닝을 위해서 근력운동을 했다가 역효과를 볼 수도 있으므로 주의가 필요하다. 예를 들어 벤치프레스는 대흉근과 위팔의 뒤쪽 근육(상완이두근)을 단련하는 운동이다. 이 운동을 계속하면 근육이 비대해져서 가슴과 팔이 두꺼워진다. 그러면 상반신이 무거워져서 체중이 늘기 때문에 달릴 때 몸에 가해지는 부담이 증가한다. 이런 팔 근육 운동은 러닝 시 팔을 앞뒤로 휘두를 때 필요하다고 생각할지도 모르지만, 그 정도의 근육은 누구나 어느 정도 가지고 있다. 그뿐 아니라 슬로 조깅을 할 때 상반신은 그저 편안하게 자세를 잡으면 되고 팔을 강하게 휘두를 필요가 없다. 팔을 의식적으로 휘두르려고 하면 주먹을 꽉 쥐게 돼서 몸에 불필요한 힘이 들어가기 때문에 에너지를 낭비하게 된다. 이에 대해서는 다음 장에서 더 자세히 다룰 예정이다.

또한 헬스장 같은 데서는 다리 근육을 키우기 위해 의자에 앉아 고중량의 무게를 밀어내며 무릎을 굽혔다 펴는 레그프레스 같은 운동 머신이 있다. 이걸 계속하면 무릎 위 허벅지 안쪽과 바깥쪽에 근육이 붙어 몸이 무거워진다. 달릴 때 허벅지를 앞으로 내딛기 위해서는 고관절이 몸의 중심점이 되고, 고관절 주변에 있는 대요근과 장골근('그림 1-9' 참고)이 사용되어 다리를 움직여야 한다. 그런데 중심점에서 먼 무릎 주변에 근육이 붙어 몸이 무거워지면 다리를 내디딜 때 불필요한 힘이 더 많이 들어가게 된다. '지렛대 원리'를 떠올리면 이해하기 쉬울 것이다.

이와 마찬가지로 종아리 아래쪽 근육도 너무 단련되어 무거워지면 장거리를 달리는 데 오히려 역효과만 난다. 애초에 종아리 아래쪽 근육은 지면을 차올릴 때 쓰이지만, 다음 장에서 다루는 내용처럼 슬로 조깅은 '지면을 차올리지 않는 것'이 핵심이다. 즉, 발을 차는 근육은 필요하지 않다. 일류 마라토너들의 다리를 관찰해보자. 무릎 주변과 종아리 아래쪽이 매우 가늘고, 불필요한 근육이 붙어 있지 않다는 사실을 알 수 있다.

2장

슬로 조깅, 어떻게 달릴 것인가

슬로 조깅 실전 수업

슬로 조깅은 나이와 상관없이 누구나 바로 시작할 수 있다. 본격적으로 마라톤 대회에 참여하고자 하는 사람도 슬로 조깅을 마스터하면 더 좋은 실력을 기록할 수 있다. 이번 장에서는 달리기 실력을 키울 수 있는 간단한 요령 몇 가지를 알아보자.

1장에서 달리기는 인간이 원래 갖추고 있는 기능을 잘 활용하는 자연스러운 운동이라는 사실을 알아봤다. 여기서는 실제로 달리기 위한 기초 지식을 쌓아보자.

이번 장에서는 느긋한 속도로 천천히 뛰는 '슬로 조깅'이 좋은 이유를 실질적인 측면에서 살피고, 어떻게 하면 되는지 구체적인 방법을 설명하고자 한다. 앞서 언급했듯이 인간은 누구나 달리는 재능을 가지고 태어났으므로 슬로 조깅은 누구든지 바로 시작할 수 있다. 어려운 것은 하나도 없지만 운동 효과를 높일 방법은 몇 가지 있는데, 그 요령을 소개하고자 한다.

60세에 도전한
마라톤 풀코스

슬로 조깅으로 단기간에 큰 성과를 올린 분의 사례를 먼저 살펴보자. 남보다 이르게 은퇴하고 환갑에 들어서면서부터 건강을 위해 러닝을 시작한 남성이 있다. 편의상 A라고 부르겠다.

A는 슬로 조깅을 시작하고 4개월 뒤에 마라톤 풀코스에 도전했다. 그런데 처음으로 도전한 마라톤인데도 3시간 42분을 기록했다. 60세에 20대 뺨치는 엄청난 기록을 세운 것이다. 아주 어렸을 때부터 오랫동안 훈련을 해왔으리라고 생각하는 사람이 많겠지만, 그는 어렸을 때 달리기 시합만 하면 뒤에서 2~3등을 할 정도로 매우 못했다고 한다. 학창 시절 내내 운동이라고는 아무것도 해본 적이 없다.

그런데 회사원이 된 후 스키의 매력에 빠졌고 스키 훈련을 위해 등산을 시작했다. 조기 은퇴를 한 후에는 등산을 하기 위해 산이 많은 군마현으로 이사까지 했다. 이 일이 운동 능력을 향상시키는 데 도움을 준 걸지도 모른다. 당시 내가 쓴 책『현명하게 달리는 마라톤 풀코스賢く走るフルマラソン』를 읽고 슬로

조깅을 알게 된 그는 마라톤 풀코스에 도전하기로 마음먹었다. 당시 체중이 61.8킬로그램이었는데 슬로 조깅과 함께 소소하게 다이어트를 해서 체중을 줄이기 시작했고, 4개월 뒤에는 6킬로그램이나 감량해서 달릴 수 있는 몸을 만들었다.

그 후 점점 기록이 향상돼 63세에는 3시간 7분까지 시간이 단축됐고 마라톤 풀코스를 3시간 안에 뛰는 '서브3'를 달성하기까지 딱 한 걸음만 남은 수준에까지 이르렀다. 서브3는 나 역시 해내기가 쉽지 않다. 실제로 내가 속한 후쿠오카대학교 스포츠과학부의 학생들도 장거리 선수 외에 서브3를 뛸 수 있는 사람은 극히 일부다. A는 은퇴 이후 러닝을 시작하여 젊은 층 중에서도 최상위인 참가자들과 어깨를 나란히 할 정도로 지구력이 향상된 것이다. 슬로 조깅을 꾸준히 하면 이처럼 나이와 상관없이 목표한 바를 이룰 수 있다.

슬로 조깅의 기본 원칙

슬로 조깅은 걷는 정도의 느린 속도로 달리는 운동이다. 슬로 조깅을 할 때 가장 중요한 포인트는 다음 두 가지다.

① '싱글벙글 페이스'로 천천히 뛴다.

② 좁은 보폭으로 앞꿈치 착지를 한다.

그 밖의 특별한 기술은 필요 없고, 이 두 가지만 주의하면 누구나 슬로 조깅을 시작할 수 있다. 이를 자세히 알아보자.

나에게 맞는
페이스 찾는 법

슬로 조깅에서 속도는 '숨이 차지 않고 미소를 유지하며 대화를 나눌 수 있는 정도'라고 생각하면 된다. 이것을 '싱글벙글 페이스'라고 하겠다. 당연한 말이지만 사람마다 싱글벙글 할 수 있는 속도는 다르다. 걷는 정도의 느린 속도보다 약간 빠른 사람도 있겠지만 그것도 '슬로 조깅'이라고 정의하겠다. 웃는 얼굴을 유지할 수 있는 속도로 달리면 되기 때문에 특별히 기록을 잴 필요도 없다. 하지만 좀 더 자세히 알고 싶은 사람을 위해 자신의 싱글벙글 페이스를 측정할 수 있는 간단한 방법을 소개한다.

우선 표 2-1을 보자. 1장에서 소개한 보그의 주관적 운동

표 2-1 보그의 주관적 운동 강도와 싱글벙글 페이스의 기준

지수	주관적으로 느껴지는 운동 강도	페이스 기준
20		주름 페이스
19	매우 힘들다	
18		
17	꽤 힘들다	열심 페이스
16		
15	힘들다	
14		
13	조금 힘들다	
12		싱글벙글 페이스
11	할 만하다	
10		
9	꽤 할 만하다	덩실덩실 페이스
8		
7	매우 할 만하다	
6		

1장 표 1-1에 '페이스 기준'을 추가한 표. 싱글벙글 페이스는 주관적으로 편안하다고 느낄 수 있는 속도다.

강도 표(표 1-1 참고)에 구간별로 '페이스 기준'을 추가했다. 자신의 싱글벙글 페이스를 측정하는 방법은 다음과 같다. 먼저 평평한 운동장이나 도로에서 보폭을 최대한 좁혀 3~4분 정도 달린다. 이때 주관적 운동 강도 표의 수치가 10 미만이라면, 조금씩 속도를 높여 그 속도로 3~4분 지속하면서 주관적 운동 강도의 범위가 10~12가 되는 속도를 찾는다.

만약에 대비하여 조금 더 속도를 높여서 그대로 3~4분을 더 달려보자. 속도를 높였는데도 주관적 운동 강도가 10~12의 범위 내인 경우가 종종 있으므로 수치가 13 이상이 될 때까지 이 행동을 반복한다. 수치가 13 이상이 되기 바로 직전의 속도가 당신의 현재 싱글벙글 페이스에 해당한다.

달리기 속도는 헬스클럽이나 각 지역의 체육관 등에 있는 러닝머신을 이용하면 좀 더 편하게 측정할 수 있다. 체력에 자신이 없다면 고령자는 시속 2킬로미터로, 그 외의 사람은 시속 3킬로미터로 달리기 시작하라. 그 후 3~4분에 한 번씩 시속을 0.5킬로미터씩 올려나가며 자신의 주관적 운동 강도를 파악해보자. 주관적 운동 강도가 13 이상이 되는 속도에서 0.5킬로미터 느린 속도를 싱글벙글 페이스로 생각하면 된다. 달리기 경험이 전혀 없는 사람은 시속 3킬로미터에서 5킬로미터 정도가 될 것이다.

'달리기'라고 해도 슬로 조깅은 걷기와 비슷한 속도이므로 일반적으로 생각하는 러닝보다 꽤 느린 편이다. 그래서 슬로 조깅이 처음인 사람은 "이 속도로 정말 마라톤 풀코스를 달릴 수 있을까?"라며 불안해할지도 모른다. 하지만 그런 걱정은 할 필요가 없다. 슬로 조깅에 익숙해지면 자신의 싱글벙글 페이스가 조금씩 올라간다.

주관적 운동 강도는 어디까지나 본인 스스로가 느끼는 강도이기 때문에 '대충 이 정도면 되겠다' 수준에서 잡으면 충분하다.

'젖산이 쌓이지 않는' 싱글벙글 페이스

마라톤 풀코스도 쉽게 완주할 수 있는 싱글벙글 페이스에 대해서 더 자세히 알아보자. 싱글벙글 페이스란 젖산이 조금 쌓이기 시작하는 정도의 가벼운 운동이다. 우리 몸은 글리코겐을 빠르게 소모할수록 젖산이 쌓인다(젖산이 쌓이는 원리와 그 영향에 대해서는 4장에서 자세히 나온다). 우리 몸에는 당이 글리코겐의 형태로 저장되어 있는데 글리코겐은 몸을 움직이기 위한 이른바 휘발유 같은 역할을 한다.

우리 몸에 젖산이 얼마나 쌓여 있는지는 혈중 젖산 농도를 측정하면 알 수 있다. 예를 들어 시속 3킬로미터로 몇 분간 달린 뒤 운동 직후의 혈중 젖산 농도를 측정하면 안정 시와 비교하여 큰 차이가 없을 것이다. 그런 다음에는 시속 4킬로미터로 몇 분 달리고 난 뒤 혈중 젖산 농도를 측정하고, 조금씩 속도를 높여가면서 측정하길 반복한다.

우리 연구팀은 실제 이런 식으로 속도를 높이면서 달리기 속도와 혈중 젖산 농도의 관계를 알아보는 실험을 했다. 러닝 초보자인 B(21세, 남성)는 시속 6킬로미터까지 혈중 젖산 농도가 안정 시와 거의 비슷했다(그림 2-1). 그런데 시속 6킬로미터를 넘어가자 혈액 내 젖산의 양이 눈에 띄게 늘어나고 이보다 속도가 높아지면 높아질수록 몸에 젖산이 과도하게 축적됐다. B가 혈액 내에 젖산이 쌓이지 않고 달릴 수 있는 속도는 시속 6킬로미터까지였다.

혈액 내 젖산 농도가 올라가기 시작하는 속도는 사람마다 다르지만, 일정 속도를 넘어서면 농도가 급격히 올라간다는 점에서는 공통적이다. 이렇게 젖산이 쌓이기 시작할 때의 속

그림 2-1 21세 초보 러너 vs 67세 베테랑 러너: 달리기 속도와 혈중 젖산 농도

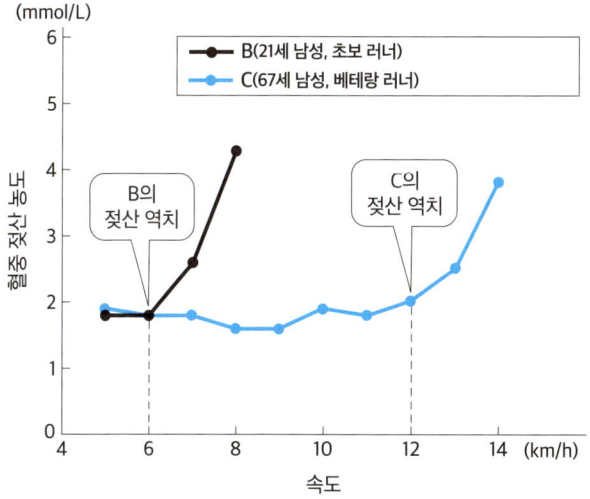

21세의 초보 러너 B는 시속 6킬로미터를 넘어서면 젖산 농도가 상승하고 67세의 베테랑 러너 C는 시속 12킬로미터에서부터 젖산 농도가 상승했다. 젖산 역치 수준은 나이와 상관이 없으며 훈련을 할수록 수준이 올라간다. [후쿠오카대학교 신체활동연구소 자료에서 수정]

도를 '젖산 역치'라고 말한다. 즉, B의 젖산 역치는 시속 6킬로미터다. 그리고 이 속도는 훈련을 거듭할수록 점차 올라간다.

그림을 보면 알 수 있듯이 베테랑 러너인 C(67세, 남성)는 시속 12킬로미터까지 혈중 젖산 농도가 거의 오르지 않았다. 나

이와 상관없이 러닝을 많이 할수록 젖산 역치 수준이 올라간다는 증거다.

우리 연구팀은 젖산 역치를 넘지 않는 수준의 러닝을 '덩실덩실 페이스', 젖산 역치 부근을 '싱글벙글 페이스', 그 이상을 '열심 페이스'라고 부른다. 특히 가장 강도 높은 수준을 나타내는 '주름 페이스'는 혈액 내에 젖산이 안정 시보다 4배 이상 쌓이는 속도를 의미한다. 열심 페이스에서는 젖산이 쌓여도 어떻게든 달릴 수 있지만, 주름 페이스에서는 젖산이 점점 쌓여 기진맥진한 상태에 이른다. 보그의 주관적 운동 강도와 비교한 표 2-1을 참조하라.

싱글벙글 페이스는 젖산이 쌓이지 않기 때문에 우리 몸의 휘발유에 해당하는 글리코겐을 절약하며 뛸 수 있는 속도다. 사실 마라톤을 할 때 피로해지는 이유가 바로 '에너지 고갈', 즉 글리코겐 소진 때문이다. 뇌는 글리코겐을 에너지원으로 삼기에 글리코겐이 부족해지면 우리 몸은 피곤하다고 느낀다. 따라서 싱글벙글 페이스를 유지한다면 몇 살이든 상관없이 장거리를 달릴 수 있고 마라톤 완주까지 거뜬히 해낼 수 있다.

심박수로 싱글벙글 페이스 찾는 법

초보자라면 자신에게 맞는 속도를 심박수로 알아볼 수도 있다. 먼저 주관적 운동 강도(표 2-1 참고)가 10에서 12가 되는 수준을 파악하고 그 속도로 3~4분 계속 달린 뒤 심박수를 확인한다. 이때 분당 심박수는 '138 − (나이 ÷ 2)'로 계산한 수치에 가까울 것이다. '138 − (나이 ÷ 2)'를 목표로 달렸을 때 아무리 해도 주관적 운동 강도가 13을 넘는 사람이 가끔 있는데, 그럴 때는 '128 − (나이 ÷ 2)'를 해서 나온 수치를 목표로 한다. 반대로 '138 − (나이 ÷ 2)'가 되는 속도로 달렸을 때 주관적 운동 강도가 9 이상이 되면 '148 − (나이 ÷ 2)'를 해서 나온 수치를 목표로 삼아 달린다(그림 2-2).

훈련을 거듭할수록 같은 속도로 달릴 때의 심박수는 점차 낮아지므로 운동 효과가 나타나는지를 판단하는 지표로도 사용할 수 있다. 훈련을 이어갈수록 체력이 향상되는 것을 가리켜 '훈련 적응'이라고 부른다. 자동차에 비유하면 엔진 성능이 좋아지는 것과 같은 느낌이다.

앞서 '초보자라면'이라는 단서를 단 이유는 훈련 적응이 일

> **그림 2-2** 심박수에서 싱글벙글 페이스를 찾는 방법

> 표 2-1에 따라 주관적 강도가 10~12가 되는 속도로 3~4분 달린다. 이때 분당 심박수가 아래의 수치에 가까워지도록 속도를 조절한다.
>
> · [138 − (나이 ÷ 2)]
>
> 그래도 힘들 때는 [128 − (나이 ÷ 2)]를 목표로 한다.
> 별로 힘들지 않을 때는 [148 − (나이 ÷ 2)]를 목표로 한다.

어나면 싱글벙글 페이스로 달려도 '148 − (나이 ÷ 2)'의 값을 넘어서기도 하기 때문이다.

한 달에 한 번 러닝머신에서 싱글벙글 페이스라고 생각되는 속도로 4분간 뛴 다음 그것보다 시속을 1킬로미터 높여서 4분간 뛴다. 이어 한 번 더 시속을 1킬로미터 올리고 4분간 뛴다. 이때 각각의 속도에서 러닝 종료 직전의 심박수를 체크해보자. 마라톤 완주 경험자는 대회 중 기록한 자신의 평균 속도로 달린 후 심박수를 체크하자. 동일한 속도로 달렸을 때 심박수가 내려가면 훈련 효과가 나타났다고 볼 수 있다. 물론 그 과정에서 체중이 감량됐다면 그것만으로도 심박수가 떨어진다. 참고로 이때 사용하는 심박계는 완전히 싸구려가 아닌 이

상 기능 차이가 크지 않으니 너무 고가의 제품을 장만하려고 애쓰지 않아도 된다.

뒤꿈치 착지냐, 앞꿈치 착지냐

러닝 속도는 피치와 스트라이드로 결정된다. 피치는 1초당 걸음수를, 스트라이드는 한 걸음당 거리를 나타낸다.

빨리 달리기 위해서는 스트라이드를 늘려야 하는데 그러려면 뒤꿈치로 착지하는 편이 좋다고 널리 알려져 왔다. 이를 근거로 1970년대에 뒤꿈치 부분이 두꺼운 러닝화가 개발됐고 현재는 이런 신발이 러닝화의 주류를 이루고 있다. 특히 초보용 신발은 뒤꿈치를 중심으로 밑창이 두꺼운 것이 많다.

실제로 거리에서 러닝을 하는 사람들의 주행 모습을 관찰해보면 대부분이 뒤꿈치로 착지한다. 나도 예전에는 뒤꿈치 착지로 달렸다. 그러나 달리기를 시작하고 1년 뒤 꿈에 그리던 서브3 달성과 함께 달리기 기록 자체를 단축하기 위해서 주행 방법을 바꿨다. 뒤꿈치가 아닌 앞꿈치로 착지하는 방식으로 바꾼 것이다.

앞꿈치 착지를 하면서부터 스트라이드보다 피치를 버는 주행법, 다시 말해 보폭을 좁혀서 걸음 수를 늘리는 주행법으로 달리게 됐다. 주행법을 바꾼 첫 번째 이유는 같은 운동량이어도 피치를 벌면 한 걸음당 몸이 받는 충격을 줄일 수 있을 것으로 판단했기 때문이다.

인간은 제자리에서 점프할 때 반드시 앞꿈치로 튀어 오르고 앞꿈치로 착지한다(그림 2-3). 뒤꿈치로 점프를 해보면 높

그림 2-3 제자리에서 점프하며 앞꿈치 위치 확인하기

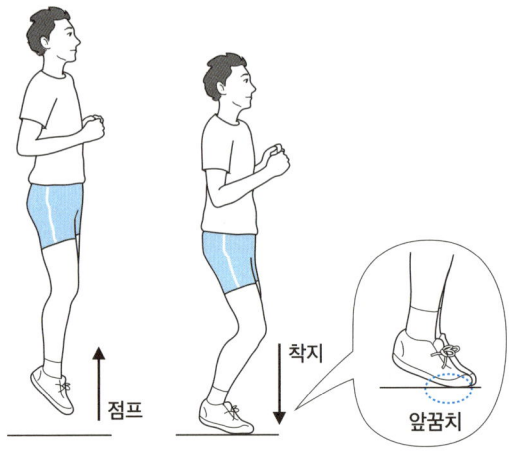

제자리에서 점프해보면 반드시 앞꿈치 착지를 하게 된다. 이를 통해 본인의 앞꿈치가 어디인지를 감각적으로 확인해보자.

이 뜰 수 없고 착지할 때의 충격이 앞꿈치 착지에 비해 크다는 것을 알 수 있다.

실제로 리버먼을 비롯한 여러 학자가 뒤꿈치 착지와 앞꿈치 착지의 바닥 반동력(바닥에서 받는 반발력)을 비교할 때 앞꿈치에 비해 뒤꿈치 착지의 충격이 약 3배나 크다고 발표했다(리버먼 외,《네이처》, 2010).

그림 2-4는 뒤꿈치 착지와 앞꿈치 착지의 바닥 반동력을 측정한 결과다. 뒤꿈치 착지를 하면 착지 직후 충격을 받는 데 비해 앞꿈치 착지는 충격이 거의 없고 부드럽게 착지한다는 사실을 알 수 있다. 즉 앞꿈치 착지를 하면 무릎에 가해지는 부담이 훨씬 줄어든다는 뜻이다.

또한 근육의 움직임을 봐도 앞꿈치 착지가 무릎에 가해지는 부담을 줄인다는 점을 알 수 있다. 앞꿈치 착지 주법은 보폭을 좁게 하여 피치를 늘리기 때문에 발이 지면에 닿을 때 허벅지 앞면과 뒷면의 근육을 동시에 수축시킨다. 이는 무릎을 보호하기 위한 근육의 움직임이라고 볼 수 있다.

이미 러닝을 하는 사람이라면 자신의 신발을 뒤집어서 밑창을 한번 살펴보길 바란다. 그중에서도 뒷굽을 보면 양쪽이 균일하지 않고 바깥쪽이 더 닳아 있는 사람이 많을 것이다. 그

그림 2-4 뒤꿈치 착지와 앞꿈치 착지의 충격 차이

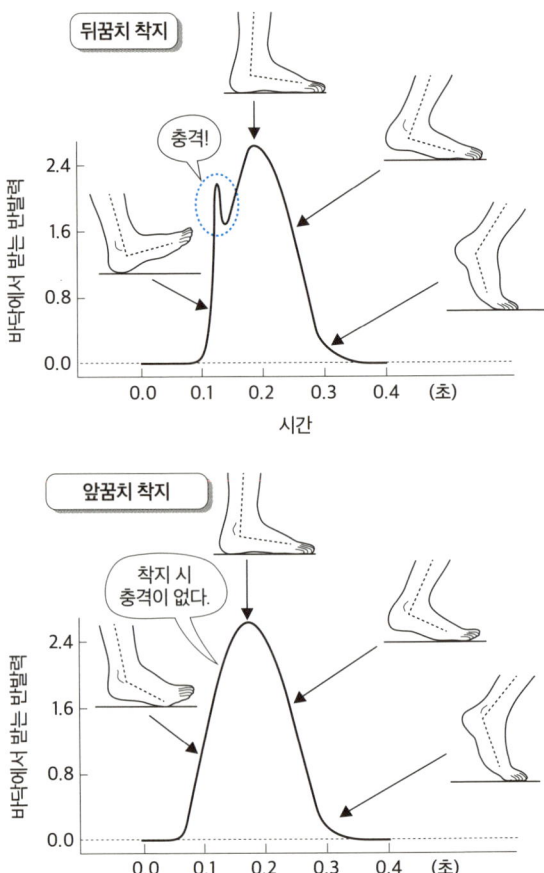

뒤꿈치 착지(위)는 착지 직후에 큰 충격이 있지만 앞꿈치 착지(아래)는 그렇지 않음을 알 수 있다. [Lieberman et al., *Nature* 463:531~535, 2010에서 수정]

런 사람이 뒤꿈치로 착지하면 어느 쪽으로든 몸이 기울어서 지면에 닿게 되는데, 이때 다리가 O자 형태가 되어 무릎이 바깥쪽으로 기울고 그만큼 한쪽의 연골이 쉽게 닳는다. 이는 무릎 통증을 일으키는 원인이 된다. 그러나 앞꿈치 착지를 하면 엄지발가락 부위에서 새끼발가락 부위까지 앞꿈치 전체로 균일하게 착지하기 때문에 뼈를 바르게 정렬할 수 있다. 이런 이유로 앞꿈치 착지는 무릎 통증을 잘 일으키지 않는다.

앞꿈치 착지로 딴 금메달

2012년에 일본의 공영방송 NHK는 스페셜 방송 〈미라클 바디〉에서 아프리카의 일류 마라톤 선수와 일본인 선수의 달리기 방법을 철저히 비교했다. 이때 가장 큰 차이점으로 지목된 것이 '착지'였다. 일본 선수는 뒤꿈치 착지를 했지만, 2011년 베를린 마라톤에서 세계 신기록을 달성한 케냐의 패트릭 마카우Patrick Makau 선수와 1만 미터 달리기 세계 신기록 보유자였던 에티오피아의 하일레 게브르셀라시에Haile Gebrselassie 선수는 앞꿈치 착지를 했다.

앞꿈치 착지 주법이 딱히 새로운 주행법이라고 볼 순 없다. 오히려 예전부터 있던 주법이다. 예를 들자면 1970년에 혜성처럼 등장한 미국의 마라톤 선수 프랭크 찰스 쇼터Frank Charles Shorter도 앞꿈치 착지 러너였다. 예일대학교 출신인 그는 의사가 될지 러너로서 꿈을 좇을지 고민한 끝에 마라톤 선수가 되기로 했다고 한다. 쇼터는 당시 세계적으로 명성이 높았던 후쿠오카 국제 마라톤 대회에 참가했고 당당히 우승을 거머쥐었다. 그 후에도 네 경기 연속 우승이라는 경이로운 기록을 세웠다. 그 뒤로 뮌헨 올림픽에서 금메달을 땄고, 몬트리올 올림픽에서도 은메달을 땄다. 아쉽게도 금메달은 놓쳤지만, 당시 금메달을 딴 선수가 도핑 의혹이 있었기에 2연속 올림픽 우승이라고 봐도 무방하다.

쇼터뿐만이 아니다. 아마 1970년 이전의 러너는 대부분 뒤꿈치로 착지하지 않았을 것이다. 에티오피아의 전설적인 마라톤 선수 아베베 비킬라Abebe Bikila는 1960년에 열린 로마 올림픽에서 돌이 깔린 주행 코스를 맨발로 달려서 금메달을 땄다. 물론 앞꿈치 착지로 말이다. 맨발일 때는 통증 때문에 뒤꿈치 착지로 뛸 수가 없다. 미국의 영웅으로 칭송받는 마라톤 선수 빌 로저스Bill Rodgers, 일본의 일류 마라톤 선수 시게마쓰 모리

오와 우사미 아키오宇佐美彰朗, 나카야마 다케유키中山竹通도 모두 앞꿈치 착지를 했다.

다시 한번 말하지만, 사람은 누구나 제자리뛰기나 점프를 할 때는 앞꿈치 착지를 한다. 뒤꿈치를 이용하면 높게 튀어 오르지 못할 뿐 아니라 착지할 때 우리 몸이 받는 충격이 매우 커지기 때문이다.

인간이 높이 뛸 수 있는 이유는 발 뒷면의 족저근막과 아킬레스건이 용수철과 같은 역할을 하기 때문이다. 족저근막과 아킬레스건은 고무처럼 당겨지면 수축하는 성질이 있다. 이는 한때 유행했던 놀이기구 스카이 콩콩과 같은 원리다. 기다란 막대기에 발판을 장착하고 스프링의 탄력을 이용해 콩콩 뛰듯이, 우리 몸도 용수철의 힘으로 높이 뛰는 것이다. 이를 신전-단축 주기stretch shortening cycle, SSC라고 부른다.

이렇게 용수철 효과를 이용하는 앞꿈치 착지로 달릴 때 운동 효율성이 좋고, 심지어 달릴 때 충격을 흡수하기 때문에 부상의 위험도 적다. 이런 이유로 나는 스트라이드보다 피치를 늘려 달리는 앞꿈치 착지 주법을 추천한다.

피치를 늘려라

나는 전국 각지를 다니며 일반인을 대상으로 하는 러닝 강좌를 여는데, 이때 가장 먼저 하는 일이 참가자들의 피치를 확인하는 것이다.

달리기를 할 때 15초 동안 몇 보를 뛰는지 확인해보자. 전국 어디를 가도 40~42보가 평균이었고 45보 이상은 극히 드물었다. 스트라이드 주법에 익숙해졌기 때문이다.

1965년 윈저 마라톤에서 세계 최고 기록을 세운 시게마쓰 모리오 선수는 피치 주법을 사용하는 러너였는데, 피치가 15초에 50보를 넘는다. 나도 그와 비슷한 수준으로 뛴다. 일반인이라도 앞꿈치 착지로 달리면 피치가 15초에 45보를 넘는다. 앞꿈치 착지를 하면 누구든 이와 비슷한 수치가 나올 것이다.

턱을 당기면 안 되는 이유

달리기를 완전히 처음 하는 사람의 자세를 살펴보면 대부분 뒤꿈치 착지를 한다. 심지어 턱은 어떻게 하고 뛰는지 물어보면 대부분 '당긴다'고 대답한다. 그런데 이 두 가지를 교정하면 매우 멋진 러닝 자세가 재탄생한다. 착지는 앞꿈치로, 턱은 위로 살짝 들어올리는 것이다.

의외라고 생각할지도 모르지만, 턱을 조금 올리는 편이 편하게 달릴 수 있다. 호흡하기가 더 편해지기 때문이다. 달리기를 하다가 숨이 차면 턱을 위로 들게 되는데 이는 호흡을 편하게 하기 위해서 우리 몸이 자연스럽게 반응한 결과다.

또한 실제로 해보면 알겠지만, 턱을 당긴 채로 달리면 다리가 휜다. 반대로 턱을 당기지 않은 채로 달리면 다리가 앞으로 쉽게 내밀어진다. 다리가 내밀어지면 달릴 때 지면을 쉽게 누를 수 있는데 이를 자세 반사postural reflex라고 한다. 우리 몸에서 무의식중에 일어나는 신체 현상이다.

턱을 조금씩 들어올리면 등이 젖혀지는 듯한 자세가 되는데 그렇게 하면 골반이 앞으로 기울어져 대요근(그림 1-9 참고)이 늘어난다. 근육은 늘어나면 반사적으로 수축하려고 하기 때문에 대요근이 수축하면 다리를 앞으로 내밀기가 쉬워지는 것이다.

앞꿈치 착지 주법
익히기

앞꿈치 착지 주법으로는 달리기 어렵다고 말하는 사람도 있다. 그런 사람은 달리기 전에 제자리에서 반복해서 점프를 해보길 바란다. 점프를 할 때는 누구나 반드시 앞꿈치 착지를 한다(그림 2-3 참고). 제자리뛰기도 해보자. 이때도 누구나 앞꿈치 착지를 한다. 그대로 보폭을 넓혀가면 자연스럽게 앞꿈치 착지 주법이 된다.

주의해야 할 점은 앞꿈치는 '발끝'이 아니라 발 앞꿈치 근처라는 것이다(그림 2-5).

발끝으로 착지하면 아킬레스건에 부담을 주기 때문에 주의해야 한다. 혹시 꾸준히 달리다 보니 아킬레스건이 아픈 것 같다면 앞꿈치 착지가 되고 있지 않다는 뜻이므로 본인의 달리기 자세를 다시 점검해야 한다.

우선, 정수리에서 발 앞꿈치까지를 하나의 긴 막대기라고 생각하자. 이것이 '몸의 중심'이 된다. 몸의 중심을 유지한 채 몸을 앞으로 기울이고 쓰러지지 않도록 다리를 뻗는다. 이 동작을 반복한다. 몸의 중심을 앞을 향해 비스듬하게 유지하고

그림 2-5 앞꿈치로 달리는 슬로 조깅 요령 ①

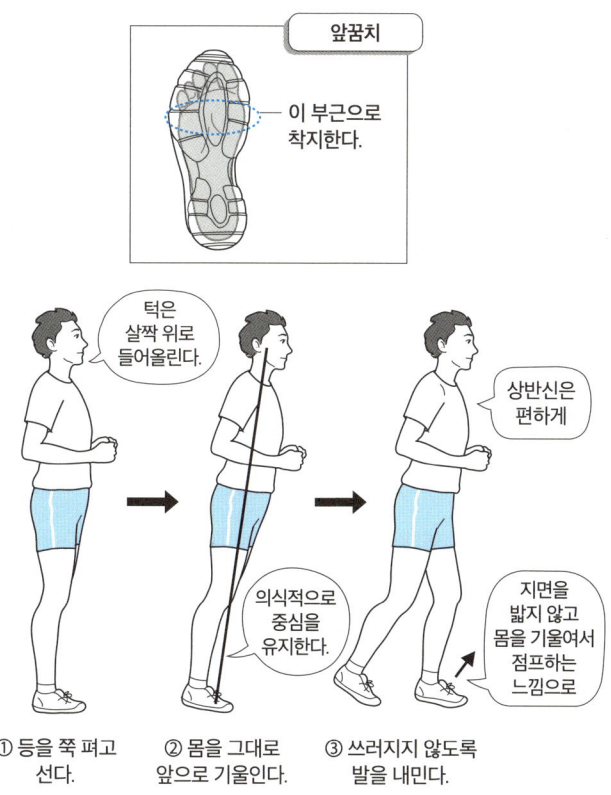

한쪽 다리로 점프를 반복하는 모습을 생각하면 된다. 착지했을 때는 지면을 차는 것이 아니라 곧바로 비스듬하게 점프한다. 그렇게 하면 앞으로 나아갈 추진력이 발생한다.

단, 필요 이상으로 깡충깡충 뛰지는 말기 바란다. 체력이 낭비되어 쉽게 피곤해지기 때문이다. 발이 지면에서 아주 살짝 뜨는 정도로도 충분하다. 슬로 조깅은 다리의 힘에 의지하지 않고 지면의 반발력을 이용하여 앞으로 나아가는 달리기 방법이다. 다리를 앞으로 뻗을 때는 몸의 바로 아래를 밟는다는 느낌으로 달려보자.

등 근육은 조금 젖히는 듯한 느낌으로, 팔꿈치를 60도에서 90도 정도로 굽히고 팔은 자연스럽게 흔들며, 상반신은 편하게 자세를 취한다.

앞꿈치 착지 주법을 할 때 발을 어떻게 하면 좋은지를 그림 2-6에 제시했다. 기본적으로 뒤꿈치는 항상 조금 떠 있는 상태이지만 앞꿈치로 착지한 후에는 뒤꿈치가 지면에 붙어도 상관없다. 다시 한번 말하지만 절대 발끝으로 착지하지 말길 바란다. 발가락을 위로 살짝 젖힌다는 느낌으로 착지하는 편이 좋다.

앞꿈치 착지에 익숙해지면 맨발로 뛰어보는 것이 가장 좋다. 이때 뒤꿈치 착지를 하면 아파서 달릴 수 없을 것이다. 인간은 신발을 신게 되면서부터 뒤꿈치로 착지해도 아프지 않게 됐고, 그러다 보니 피치보다 스트라이드를 더 활용하게 됐

그림 2-6 앞꿈치로 달리는 슬로 조깅 요령 ②

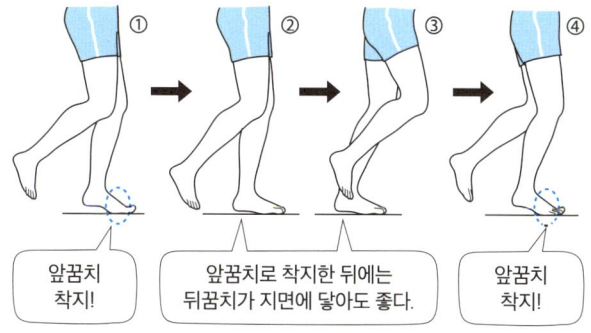

발끝으로 착지하지 않도록 발가락을 위로 살짝 젖힌다고 생각하면 앞꿈치 착지를 잘할 수 있다. 기본적으로 뒤꿈치는 항상 떠 있는 상태이지만 앞꿈치로 착지한 뒤에는 지면에 닿아도 상관없다.

다고 유추할 수 있다.

 피치는 신발을 신고 달렸을 때보다 맨발로 달렸을 때 성과가 눈에 띄게 드러난다. 그리고 속도가 빨라지면 스트라이드는 자연스럽게 넓어진다.

 그런데 스트라이드를 늘리고 싶어서인지 모르겠지만 모델이 걷는 것처럼 일직선 위를 달리는 느낌으로 뛰는 사람도 꽤 많다. 하지만 일직선 위를 달리듯이 뛰면 몸을 비틀어야 하므로 여분의 에너지가 필요해진다. 심지어 허리가 뒤틀려 무릎에도 쉽게 부담이 가기 때문에 부상을 입을 가능성도 커진다. 그러므로 평행한 두 개의 트랙 위를 달린다고 생각하며 피치를 늘리는 편이 운동 효과가 좋다.

달릴 때 주의 사항

러닝은 한쪽 다리로 반복해서 점프하는 운동이므로 점프했을 때 얻게 되는 에너지를 앞으로 나아가는 추진력으로 잘 변환하는 것이 중요하다.

이를 위해서는 앞서 설명했듯이 '몸의 중심'을 제대로 잡아야 한다. 그리고 앞꿈치 착지를 했을 때 추진력을 얻기 위해 발을 차올리지 말고 앞으로 비스듬하게 뛴다는 느낌으로 발이 땅에 닿는 시간을 되도록 줄여야 한다. 다시 말해 스트라이드를 늘리려고 하지 말고 피치를 늘려보자. 착지 후에 발을 차는 것이 아니라 '눌러서 뛴다'라는 느낌이다.

러닝 중에는 너무 빨리 달리지 않도록 주의한다. 마라톤 참가가 목표인 사람은 어떻게든 시간을 단축하기 위해 속도를 높여 무리해서 달리곤 하는데 그렇게까지 빨리 달리는 연습을 하지 않아도 서브3 러너가 될 수 있다. 조급하게 생각하지 말길 바란다. 러너가 가장 조심해야 할 것은 부상이다. '열심 페이스'나 '주름 페이스'(표 2-1 참고)로 너무 많이 달리면 무릎 통증 등의 원인이 되기 때문에 오히려 역효과가 난다.

러너가 많이 입는 부상에는 무릎 통증과 신스플린트shin splint라고 불리는 종아리 골막염, 아킬레스건염 등이 있다. 이런 부상의 원인으로는 뒤꿈치 착지를 비롯하여 무리해서 달리기, 너무 빨리 달리기 등을 꼽을 수 있다. 빨리 달리는 연습을 하고 싶더라도 몸에 무리가 가지 않도록 최소한으로 해야 한다.

호흡법과 달리는 장소

러닝을 할 때 인간의 호흡은 완벽하게 자동으로 조절된다. 아무리 격한 운동이라도 호흡 때문에 운동을 못 하는 경우는 없다. 운동이 격해지면 숨이 거칠어지지만, 인간이 일정한 시간에 의식적으로 들이마시고 내쉴 수 있는 가장 많은 공기의 양인 '최대 호흡 용량'에는 이르지 않기 때문에 운동 시에도 필요한 만큼 호흡할 수 있다.

러닝 중에는 자주 숨을 들이쉬고 내쉬기 때문에 주로 복식호흡을 하게 된다. 복식호흡을 쉽게 하려면 입을 열고 등을 세운다. 그리고 턱을 특히 주의하자. 많은 사람이 달릴 때는 턱을 아래로 당겨야 한다고 생각하지만 그렇게 하면 복식호흡을 하기가 어렵다. 턱은 살짝 위로 들어야 한다. 나머지는 자연스럽게 몸을 움직이면 된다. 학창 시절에 '러닝을 할 때는 숨을 두 번 들이쉬고 두 번 뱉는다'라고 배운 사람이 많을 것이다. 그러나 그렇게 의식하면서 호흡을 할 필요는 전혀 없다.

달리는 장소는 아스팔트든 흙바닥이든 그 밖에 어디든 상관없다. 아스팔트는 관절 통증을 유발할 것으로 생각하는 사람도 많지만 앞꿈치 착지를 하면 아스팔트에서도 충격이 매우 적기 때문에 문제없다. 단, 훈련을 하는 데는 부드러운 흙바닥이 더 적합하다. 지면에서의 반발력이 적어 달릴 때 주요 근육들에 부담이 더 가기 때문이다. 흙바닥보다 잔디, 더 나아가 모래에서 달리면 운동 효과가 더 크다.

준비운동은 필요 없다

운동을 할 때 준비운동은 필수라고 생각하기 쉽다. 실제로 몸을 굽혔다 폈다 하면서 공들여 스트레칭을 한 뒤에 달리기를 시작하는 사람도 많다. 확실히 격한 운동을 할 때는 준비운동을 하는 편이 좋을 것이다. 하지만 출근할 때 회사까지 걸어가기 위해 준비운동을 하는 사람이 있는가? 싱글벙글 페이스의 슬로 조깅은 걷기의 연장선이다. 일상적인 움직임과 크게 다르지 않다. 그러므로 슬로 조깅을 하기 전 준비운동은 필요 없다고 단언할 수 있다. 오히려 준비운동을 하는 그 시간이 아깝다고 생각한다.

원래 준비운동을 해서 나쁠 건 없다. 단, 달리기 직전의 스트레칭은 추천하지 않는다. 근육을 늘리는 운동을 하면 근육의 수축 능력이 저하되고 이는 달릴 때 용수철처럼 움직이는 근육의 기능을 떨어트리기 때문이다. 운동이 끝난 뒤에 하는 정리운동이라면 괜찮다.

복장과 러닝화

움직이기 편하다면 원래 가지고 있던 것을 입어도 상관없다. 추운 시기의 러닝이어도 섭씨 5도 이상이라면 외투나 장갑, 넥워머 같은 방한용품은 필요 없다. 달리기 시작하면 몸이 금세 데워지기 때문이다.

섭씨 5도 미만이라면 앞서 언급한 방한용품을 준비하는 것이 좋다. 가장 중요한 것은 달리기 편한 복장을 갖춰 입는 것이다. 최근에는 보온성이 좋은 속옷과 러닝셔츠도 많이 개발됐으니 두껍게 껴입지 않아도 된다. 장갑 정도만 준비하면 충분하지 않을까 싶다. 다만 잘 마르지 않는 면 소재보다는 금방 마르는 화학섬유로 만들어진 옷을 추천한다. 계속 달리다 보면 땀이 나는데, 겨울엔 운동을 마친 후 땀 때문에 체온이 급히 내려갈 수 있다.

더운 여름에는 너무 무리하면 열사병에 걸릴 수 있으므로 주의가 필요하다. 선선한 아침이나 저녁에 달리는 것을 추천한다. 또한 장마가 시작된 후 초여름에 이르기까지는 더위에 익숙해지기 위해서 낮에 5~10분 정도 짧게 러닝을 하는 것이 좋다. 그렇게 1~2주간 계속 달리면 몸이 더위에 익숙해져서 열사병에 쉽게 걸리지 않는다.

한겨울이나 한여름에는 굳이 밖에서 달리지 않아도 훈련할 방법이 있다. 5장에서 소개하는 '슬로 조깅 & 턴' 운동이 한 가지 사례인데, 쾌적한 실내에서 달리는 방법이다.

러닝화 역시 원래 가지고 있던 것을 신어도 상관없지만 가능하다면 밑창이 얇고 가벼운 것을 고르길 바란다. 스포츠 매장에 가면 뒤꿈치 부분이 두꺼운 신발을 초보용 러닝화로 추천해줄지도 모른다. 그러나 초보자든 베테랑이든 러닝화를 새로 살 생각이라면 밑창이 얇은 것을 선택하길 권한다.

만약 뒤꿈치 부분이 두꺼운 신발밖에 없다면 조심해야 한다. 그런 신발은 뒤꿈치가 높고 앞꿈치 부분은 얇기 때문에 까치발로 서기 쉽다. 앞꿈치 착지 주법은 까치발 서기가 아니다. 까치발을 든 채로 달리면 종아리(종아리세갈래근)에 부담을 주게 된다.

가장 이상적인 것은 얇은 천으로 된 부츠 형태의 경량 안전화처럼 밑창이 얇은 신발, 즉 맨발로 뛰는 것 같은 감각으로 달릴 수 있는 신발이다. 추가로 발가락이 갑갑하게 끼지 않고 넓게 펼 수 있는, 발볼이 넓은 신발을 추천한다. 물론 앞꿈치로 착지하므로 발가락을 젖힐 수 있도록 바닥이 부드러운 신발을 골라야 한다.

러닝화의 역할은 충격 흡수가 아니라 자갈길 같은 데서도 발바닥이 아프지 않도록 보호하는 것이다. 그러므로 밑창이 얇아서 앞꿈치 착지를 제대로 할 수 있는 것이라면 본인 발에 맞는 것 중에서 아무거나 골라도 상관없다. 신었을 때 뒤꿈치부터 발의 옆면까지는 딱 들어맞고, 발끝은 여유가 있어서 발가락을 자유롭게 움직일 수 있는 신발이 좋다. 발가락 끝에 살짝 여유가 있을 정도의 신발이 아니면 땅을 박차기 어렵기 때문이다. 이런 신발은 신발 끈을 꽉 묶으면 헐렁거리지 않으니 염려하지 않아도 된다.

주행거리를 기준으로 교체 시기를 표시해주는 러닝화도 봤는데, 그렇게 세세한 부분까지 신경 쓸 필요는 없다.

3장

스트레스 없이 살 빼는 가장 현실적인 방법

슬로 조깅과 다이어트

슬로 조깅은 쉽게 살을 빼고 싶어 하는 사람을 위한 최고의 운동이다. 살이 빠지면 당연히 더 빨리 달릴 수 있게 되므로, 건강뿐만 아니라 달리기 대회 기록을 단축하고자 하는 사람에게도 다이어트 지식을 알아두는 것은 매우 중요하다. 어떻게 하면 더 효율적으로 살을 뺄 수 있을까?

살을 빼고 싶어서 달리는가, 아니면 빨리 달리기 위해서 살을 빼는 것인가? 달리기를 하는 목적은 저마다 다를 수 있지만, 어느 쪽이든 러닝과 살 빼기는 떼려야 뗄 수 없는 관계다. 러닝에 중점을 두는 이들은 "살을 빼고 나서 러닝을 하는 게 나은가요?"라는 질문을 자주 하는데, 물론 그렇다. 식단 조절을 통해 체중을 줄이면 달릴 때 무척 편해진다. 그리고 체중을 줄이는 데 더 중점을 두는 사람이라면 식단 조절과 러닝을 병행하는 것이 가장 효율적이다.

슬로 조깅은 효율적이면서도 편하게 살을 뺄 수 있는 방법이다. 이번 장에서는 달려서 살을 빼기 위해 알아둬야 할 지식과 방법을 소개한다.

비만인 마라톤 선수를
본 적 있는가?

실제로 마라톤 선수들의 체형을 보면 전부 마른 편임을 알 수 있다. 예를 들어 마라톤 풀코스에서 일본 최고 기록을 보유한 다카오카 도시나리高岡寿成 선수는 186센티미터로 비교적 큰 키이지만 현역 시절 몸무게가 겨우 58킬로그램밖에 안 됐다. 러닝은 에너지 소비량이 많은 운동이므로 훈련을 거듭하면 자연스럽게 체중이 빠진다. 당연하게도 몸이 가벼울수록 훨씬 더 편하게 달릴 수 있고 달리는 속도 역시 빨라진다. 무거운 짐을 실은 자동차가 차에서 짐을 내리면 이전과 같은 힘으로 액셀을 밟아도 더 빨리 달릴 수 있는 것과 같은 이치다.

나는 마흔여섯 살에 대사증후군을 극복하고자 처음으로 달리기를 시작했다. 몸무게를 10킬로그램 정도 줄여서 젊었을 때의 모습으로 돌아가고 싶었다. 만약 10킬로그램을 감량한다면 얼마나 빨리 달릴 수 있게 될지를 계산해봤는데 결과를 보고 깜짝 놀랐다. 무려 열여덟 살 때의 기록으로 달릴 수 있다는 추정치가 나왔기 때문이다. 중년에 접어들면서 체력이 예전 같지 않다는 느낌에 의기소침하게 지냈는데, 열여덟 살 때의 기록으로 달릴 수 있을 거라는 결과가 나오자 갑자기 의욕이 샘솟았다. 나이와 상관없이 그저 체중이 늘어나서 체력이 약해진 것이라는 사실을 새삼 깨달았기 때문이다. 그렇게 러닝을 시작하고 3개월이 조금 지난 시점에 10킬로그램 감량에 성공했으며, 계산한 바와 같이 열여덟 살 때의 기록으로 5000미터를 달릴 수 있었다.

결론적으로 러닝을 하면 살이 빠지고 살이 빠지면 빨리 달릴 수 있다. 살을 빼면 얼마나 빨리 달릴 수 있는지를 구하는 방법은 이 장 말미의 '레벨업 포인트 1'에서 자세히 설명하겠다. 다만 여기서는 내 사례를 바탕으로 체중을 줄이는 것이 달리기 기록을 단축하는 데 얼마나 큰 영향을 주는지 알게 되기를 바란다.

한 가지 첨언하자면, 다이어트는 원래 식단을 조절한다는 의미이지만 살을 뺀다는 뜻으로 흔히 사용한다. 그래서 이 책에서도 '다이어트'라는 단어는 '살을 뺀다'라는 뜻으로 사용했다.

살 빼기의 대전제

살을 빼기 위해서는 우리 몸이 섭취하고 소비하는 에너지의 균형을 무너뜨려야 한다. 다시 말해 소비하는 에너지가 섭취하는 에너지보다 커져야 한다. 그러려면 운동을 얼마나 하면 될까?

우리 몸의 에너지 균형은 얼마나 섭취하고 얼마나 소비하는지에 달려 있기 때문에 일괄적으로 이렇다고 얘기할 순 없지만, 내장지방의 감소와 운동량의 관계를 조사한 연구 결과를 소개하고자 한다(오카와라 가즈노리 大河原一憲 교수 연구팀, 2007). 해당 연구에 따르면 우리 몸에서 내장지방을 빼기 위해서는 적어도 일주일에 10메츠·시 METs·hours 이상, 가능하다면 30메츠·시 이상의 운동을 해야 한다. '메츠'란 운동의 강도를 나타내기 위해 국제적으로 사용되는 단위로 운동 시의 에너지 소비량이 안정 시 에너지 소비량의 몇 배인지를 나타낸다. 예를 들어 3메츠는 안정 시보다 에너지 소비량이 3배 더 많음을 뜻한다. 3메츠에서 6메츠를 중강도 운동, 7메츠 이상을 고강도 운동이라고 규정한다.

표 3-1은 일상적인 활동과 운동이 어느 정도의 메츠인지를 보여준다. '메츠·시'란 신체활동량을 나타내는 단위로 신체활동의 강도(메츠)에 신체활동의 지속시간을 곱한 것이다. 예컨대 1주일에 30메츠·시의 운동을 하여 내장지방을 빼고 싶

표 3-1 각종 운동의 메츠 강도

메츠	운동 예시
3	실내자전거(50W 정도의 부하), 볼링, 원반던지기, 배구
3.5	실내에서 하는 가벼운 체조, 골프(카트 이용)
3.8	평지를 약간 빠른 걸음으로 걷기(1분당 94미터 정도)
4	평지를 빨리 걷기(1분당 95~100미터 정도), 탁구, 태극권
4.5	배드민턴, 골프(카트를 이용하지 않고 직접 골프채를 운반)
4.8	댄스(발레, 재즈댄스, 탭댄스 등)
5	야구, 소프트볼, 피구
6	농구, 조깅과 워킹을 세트로 한 운동, 고강도 근력운동(바벨 들기 등)
6.5	에어로빅
7	조깅, 축구, 테니스, 수영(배영), 스케이트, 스키
7.5	등산(1~2킬로그램의 짐을 등에 지고 올랐을 경우)
8	자전거(시속 20킬로미터 정도), 러닝(분당 134미터 정도), 수영(자유형)
10	러닝(분당 161미터 정도), 유도, 가라테, 킥복싱, 럭비, 수영(평형)
11	수영(접영, 빠른 자유형)
15	뛰어서 계단 오르기

메츠는 운동의 강도를 나타내기 위해서 국제적으로 사용되는 단위로, 운동 시 에너지 소비량이 안정 시 에너지 소비량의 몇 배가 되는지를 나타낸다. 걷는 것과 비슷한 속도인 슬로 조깅은 4~6메츠에 해당한다. [『건강 증진을 위한 운동 기준 2006』에서 수정]

다면 6메츠 강도의 운동을 1주일에 총 5시간 이상 해야 한다. 5메츠 강도의 운동을 1주일에 6시간 이상 해도 되고 7.5메츠의 운동을 1주일에 4시간 이상 해도 괜찮다.

정확히 6메츠가 아니더라도 기본적으로는 3~6메츠 강도의 운동을 1주일에 총 6시간 이상 하겠다는 것을 목표로 삼자. 나중에 더 자세히 설명하겠지만 한 가지 운동을 단 몇 분밖에 하지 못해도 상관없다. 일단 성실히 운동하자. 하루에 총 1시간 이상의 운동 시간을 확보하면 좋다.

가장 좋은
다이어트 방법

다이어트를 위해서 근력운동을 하는 사람도 있을 것이다. 표 3-1을 보면 알 수 있듯이 근력운동 중 무거운 바벨을 들어올리는 동작의 운동 강도는 6메츠다.

헬스장에 가서 근력운동을 했다고 가정해보자. 실제 운동 시간(예컨대 바벨을 들어올리고 있는 시간)은 얼마나 될까? 헬스장에 1시간 동안 있었다고 해도 운동 시간은 겨우 10분 정도일 것이다. 이는 시간으로 환산하면 시간당 1메츠에 지나지 않는다. 실제로는 20분간 설렁설렁 걷는 것과 비슷한 강도다.

요즘은 TV에서 퍼스널 트레이너가 주도하는 다이어트 방송이 큰 인기를 끌고 있다. 내용을 보면 주로 엄격한 식단 조절과 근력운동을 병행하는 식으로 구성되어 있다. 근력운동의 에너지 소비량이 얼마 안 되기 때문에 그것만으로는 살이 빠지지 않는데, 그래서 엄격한 식단 조절을 병행하는 것 같다. 해당 방송에서 근력운동을 권하는 것은 식단 조절로 인한 근육량의 저하를 예방하고자 하는 의도인 듯하다.

근력운동을 하면 근육이 붙어서 기초대사량이 증가한다고 생각하는 사람이 있을지도 모르겠다. 기초대사량은 아무것도 하지 않고 그저 가만히 있어도 인간의 생명 활동을 유지하기 위해서 사용되는 에너지이므로, 실제로 근육량이 늘면 기초대사량이 증가하는 것은 사실이다. 하지만 아주 미미해서 체중을 줄일 수 있을 정도로 에너지 소비량이 늘어나는 것은 아니다.

또한 살을 빼기 위해서는 우리 몸의 에너지 균형을 무너뜨리면 되므로(즉 소비량이 섭취량보다 커지면 되므로) 밥을 굶는 방법으로도 체중을 줄일 수 있다. 하지만 그렇게 하면 근육량이 줄어든다는 단점이 있다. 그에 비해 러닝은 달리면서 자연스럽게 근육이 단련된다. 이렇게 다른 다이어트법과 비교해보아도 러닝은 건강하게 살을 뺄 수 있고 엄격한 식단 조절 없이도 큰 다이어트 효과를 볼 수 있는 등 많은 장점이 있는 운동이다.

운동과 칼로리 소모량 계산 공식

'메츠·시'에 체중을 곱하면 간단하게 소비 칼로리로 환산된다. 예를 들어 체중이 60킬로그램인 사람이 5메츠의 운동을 1시간씩 1주일에 여섯 번 했다면, 시간당 30메츠의 운동을 한 셈이 된다. 단, 체중이 60킬로그램이라면 안정을 취하고 있어도 1시간에 약 60칼로리를 소비하기 때문에 이걸 빼야 한다. 따라서 실질적으로 운동을 통해 소비한 칼로리는 240칼로리로 볼 수 있다.

즉, '(메츠 강도 − 1메츠) × 체중'이라는 공식을 대입하면 에너지 소비량을 쉽게 계산할 수 있다. 체지방 1킬로그램을 줄이기 위해서는 7200칼로리의 에너지 소비가 필요하다. 예를 들어 1회에 240칼로리의 에너지를 소비하는 운동을 1주일간 꾸준히 하면 1주일에 총 1440칼로리를 소비하는 셈이 된다. 에너지 섭취량을 운동을 시작하기 전과 비슷한 수준으로 유지한다고 전제할 때, 5주간 해당 운동을 지속하면 체중 1킬로그램을 감량할 수 있다. 허리둘레로 치면 1센티미터 정도가 줄어들 것이다.

하루 1만 보를 걸으면 살이 빠질까?

앞서 내장지방을 빼기 위해서는 1주일에 시간당 30메츠 이상의 운동을 해야 한다고 설명했다. 그렇다면 만약 걷기로 1주일 동안 시간당 30메츠의 운동량을 확보하려면 어느 정도를 걸어야 할까?

표 3-1을 보면 시속 6킬로미터의 빨리 걷기가 4메츠이므로, 빨리 걷기를 1시간 하면 메츠·시는 4가 된다. 매일 꾸준히 걸으면 1주일에 총 28메츠·시가 되며 이는 내장지방의 현저한 감소를 기대할 수 있는 운동량에 가깝다. 여기에 식단 조절을 병행한다면 더 높은 다이어트 효과를 기대할 수 있다.

실제로도 살을 빼기 위해서 하루에 1만 보 걷기를 목표로 하는 사람이 많은 것 같다. 하루 1만 보 걷기는 살을 빼기 위한 운동으로 과연 적합할까?

  4메츠·시인 빨리 걷기로 꾸준히 운동을 한다고 가정해보자. 보폭을 80센티미터로 하면 시간당 4메츠·시의 운동은 약 7500보가 된다. 여기서 한 가지 주의할 점이 있다. 하루에 총 7500보를 걸으면 된다는 뜻이 아니라 일상생활을 하며 걷는 걸음 수에 7500보를 더한 걸음 수를 목표로 해야 한다는 것이다. 예를 들어 하루에 보통 3000보밖에 걷지 않는 사람이라면 1만 보가 딱 적당한 기준이다. 그러나 일본인의 평균 걸음 수는 하루에 6000~7000보이므로(미국 스탠퍼드대학교 연구진이 2013~2016년의 스마트폰 데이터 조사를 기반으로 2017년에 발표한 바에 따르면, 한국인의 평균 걸음 수는 5800이다. 같은 조사에서 일본인의 걸음 수는 6010으로 발표됐다 – 옮긴이), 일반적으로 말하면 1만 보가 아니라 하루에 1만 3500~1만 4500보를 목표로 해야 한다.

걷기보다
효과적이다

  그렇다면 달리기로 살을 빼기 위해서는 어떻게 해야 할까? 메츠 강도를 나타낸 표 3-1을 보면 조깅은 7메츠로 분류되어 있다. 일반적으로 시속 7킬로미터 이상으로 달리는 것을 조깅, 시속 10킬로미터 이상으로 달리는 것을 러닝이라고 말하며 둘 다 고강도 운동에 해당한다. 그러나 슬로 조깅은 여기에 해당하지 않는다. 조깅이나 러닝을 할 때보다 더 천천히 달리기 때문에 중등도 강도의 운동으로 분류된다. 걷기와 비슷한 속도인 슬로 조깅의 운동 강도는 4~6메츠 정도다.

1장에서 다루었듯이 어지간히 빠른 걸음으로 걷지 않는 이상 걸을 때의 에너지 소비량은 보행거리에 달렸는데 걷기의 에너지 소비량은 체중 1킬로그램당 1킬로미터에 약 0.5칼로리다(그림 1-3 참고). 예를 들어 체중이 70킬로그램인 사람이 5킬로미터를 걸었다면 약 175칼로리의 에너지를 소비한 셈이 된다. 그런데 러닝의 에너지 소비량은 그림 1-3에서 봤듯이 속도와 무관하게 체중 1킬로그램당 1킬로미터에 약 1칼로리다. 같은 5킬로미터를 걷기가 아닌 슬로 조깅으로 달리면 걷기의 2배인 무려 350칼로리를 소비할 수 있다는 뜻이다.

달리기를 싫어하는 사람에게 슬로 조깅을 알려주고 걷기보다 약 2배의 에너지를 소비할 수 있다고 설명하면 대부분 틀림없이 달리기를 좋아하게 될 것이다. 같은 거리를 걷는 속도로 달리는데 에너지 소비량이 더 많고 심지어 걷기보다 힘들지도 않기 때문이다.

제대로 운동할 시간이 나지 않을 때는 시간을 작게 쪼개서 달려도 괜찮다. 하루에 총 3~5킬로미터를 달리면 충분하다. 슬로 조깅은 같은 시간을 해도 걷기보다 훨씬 운동 효과가 좋다.

살 빠지는 습관

걷기 운동을 꾸준히 하는 사람이 이런 질문을 했다.

"매일 1시간씩 걷는데도 살이 전혀 안 빠져요. 어떻게 해야 하나요?"

사실 이런 질문을 자주 받는데 나는 보통 이렇게 되묻는다.

"운동 후에 찐빵 같은 단 음식을 먹진 않나요?"

그러면 보통 "네"라고 대답한다. 그러니 살이 빠지지 않는 것이다. 보통 사람이 1시간에 걸을 수 있는 거리는 4~5킬로미터다. 만약 체중이 70킬로그램인 사람이 그 거리를 걷는다고 하면 140~180칼로리를 소비하는 데 그친다. 앞서 설명했듯이 체지방 1킬로그램에 해당하는 에너지는 7200칼로리다. 이전처럼 식사량을 유지하면 매일 걸었을 때 한 달에

0.6~0.8킬로그램 정도를 감량할 수 있지만, 만약 걷기 운동이 끝난 뒤에 매번 찹쌀떡 한 개(약 240칼로리)를 먹는다면 반대로 살이 찌고 만다. 어지간히 엄격하게 식단 조절을 하지 않으면 지방은 빠지지 않는다.

한편, 같은 거리를 슬로 조깅으로 달리면 280~350칼로리를 소비하므로 한 달에 1.2~1.5킬로그램을 뺄 수 있다. 걸었을 때보다 무려 2배의 감량 효과를 기대할 수 있는 것이다.

슬로 조깅을 총 1시간 동안 했다고 가정해보자. 달리는 습관이 몸에 배면 어느샌가 달리는 속도가 빨라진다. 같은 시간이라도 달리는 거리가 6킬로미터, 7킬로미터로 점점 늘어나게 되는 것이다. 그러면 한 달에 1.8~2킬로그램 정도로 더 많은 체중 감량 효과를 기대할 수 있다. 다시 말해 매일 약 1시간씩 슬로 조깅을 하고 과식을 하지 않는다면 확실하게 살을 뺄 수 있다.

운동량과
식욕

야생동물 중에는 비만인 개체가 없고, 극단적으로 야윈 동물도 없다. 한 실험에서 동물에게 1시간 이상 운동을 시키면 운동 시간에 비례하여 먹이 섭취량이 늘어나 체중이 일정하게 유지된다는 사실을 발견했다(미국 하버드대학교 장 메이어 교수Jean Mayer 연구팀, 1954). 이후 이어진 연구에서 이런 결과는 인간에게도 해당한다는 사실이 밝혀졌다. 이를 간단히 알아보자.

활동량이 서로 다른 직업에 종사하는 사람들의 섭취량과 체중의 관계를 조사한 결과, 어느 수준 이상의 활동에서는 활동량과 섭취량이 상관관계에 있지만 체중은 변하지 않았다는 사실이 밝혀졌다(그림 3-1). 이런 결과를 바탕으로, 우리 몸은 일정한 체중을 유지하기 위해서 운동량에 따라 식욕을 조절한다고 유추할 수 있다.

또한 이 연구를 통해 우리는 일정 활동량 이하에서는 활동량이 적으면 적을수록 소비하는 에너지 대비 섭취량이 많고, 그 때문에 체중이 늘어난다는 사실을 확실히 알 수 있다. 그림 3-1에서 그래프의 가장 왼쪽에 있는 좌식 업무 종사자가 이에 해당한다. 이런 결과로 미루어보아 어느 수준 이하의 활동에서는 소비하는 에너지보다 식욕이 더 커서 살이 찌는 것이라고 추측할 수 있다. 즉, 인간은 운동을 하면 할수록 식욕이

그림 3-1 신체활동량과 에너지 섭취량, 체중의 관계

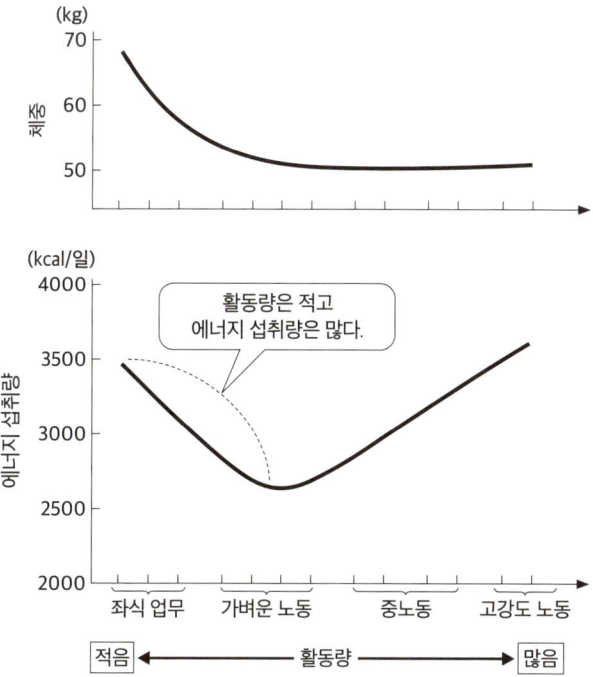

활동량이 서로 다른 직업에 종사하는 사람들의 에너지 섭취량과 체중의 관계를 비교했다. 가벼운 노동 이상에서는 활동량과 에너지 섭취량이 비례하여 증가하지만, 체중은 변하지 않았다. 그러나 활동량이 적은 좌식 업무에서는 소비하는 에너지가 적은데 섭취량은 많고 체중도 무거운 경향을 보였다. [Mayer et al., *Am J Clin Nutr.* 4:169~175, 1956에서 수정]

늘지만, 일정량의 운동을 하면 먹고 싶은 대로 마음껏 먹어도 살이 잘 찌지 않는다는 결론을 얻을 수 있다.

어떻게 먹어야 하는가

그렇다면 도대체 어떻게 해야 살을 뺄 수 있을까? 답은 매우 간단하다. 식욕이 늘어도 식사량을 억제하면 된다. 운동을 하고 식사를 할 때 양이 조금 덜 차게 먹으면 살은 무조건 빠진다.

아침과 점심을 300칼로리 이내로 먹고, 저녁은 평소처럼 먹는다. (체중에 따라서 다르지만) 70킬로그램인 사람이 하루에 총 5킬로미터 전후를 달렸다고 가정해보자. 하루의 섭취량이 2000칼로리라고 하면 식단 조절로 약 400칼로리를 덜 먹고 슬로 조깅으로 350칼로리를 소비했을 때 총 700~750칼로리를 줄일 수 있다. 체지방은 1킬로그램당 7200칼로리이므로 약 10일 동안 체중 1킬로그램을 감량할 수 있는 것이다.

식단을 조절하는 방법도 간단히 알아보자. 식단을 조절하고자 할 때 일반적으로는 밤늦게 밥을 먹으면 식사 후 체내에 에너지가 비축되기 때문에 저녁을 먹지 말라고 하는데, 어지간히 의지가 강한 사람이 아닌 이상 저녁을 굶는 다이어트는 오래 유지할 수 없다. 살을 빼기 위해 참고 안 먹으면 된다지만 이게 말처럼 쉽지 않다. 그래서 다이어트가 어려운 것이다.

  애초에 사람들이 하루에 세 끼를 먹게 된 것은 19세기 후반부터였다고 한다. 17세기까지는 하루에 한 끼 정도만 제대로 먹을 수 있었다. 농사를 짓는 사람은 그 한 끼를 언제 먹었을까? 일이 끝난 밤이었을 것이다. 하물며 인류 역사상 가장 길었던 수렵·채집 시대 때는 사냥감을 잡기 위해 온종일 여기저기를 헤맨 뒤에야 겨우 한 끼를 먹지 않았을까? 실제로 시도해보면 실감하겠지만 인간은 아침과 점심을 굶는 것을 그렇게 힘들이지 않고 할 수 있다. 심지어 공복으로 달리면 운동 효과가 높아진다는 사실이 밝혀졌다(5장에서 자세히 다룬다). 그러므로 아침과 점심은 굶고 저녁은 마음껏 먹자. 평소처럼 술도 한잔 걸치면서 식사를 즐기면 된다.

  다이어트를 너무 엄격하게 하려고 하면 스트레스가 쌓이고 다이어트 자체를 오래 지속할 수도 없다. 나는 매일 밤 맥주나 와인과 함께 식사를 즐긴다. 절대로 포기할 수 없는 내 삶의 낙이다. 그래서 아침과 점심의 식사량을 줄여 평소보다 절반 정도만 먹고 밤에는 평소처럼 먹고 싶은 대로 먹는 다이어트를 유지 중이다. 이와 동시에 하루에 총 6~7킬로미터 정도 슬로 조깅을 했더니 3개월 만에 10킬로그램이 줄었고 한동안 그 체중을 유지했다. 최근에는 여기에서 5킬로그램이나 더 빠졌을 정도다.

구체적으로 어떻게 식단 조절을 했는지 간단히 설명하자면, 일단 아침에 2장씩 먹던 빵을 1장으로 줄이고 버터를 바르지 않는다. 점심은 정식을 먹는다면 반찬을 제외한 주요리는 절반만 먹고, 저녁에는 평소처럼 마음껏 먹고 술자리에도 빠지지 않고 참석한다. 밤에 너무 많이 먹은 것 같으면 다음 날 달리는 양을 늘리거나 아침을 아주 가볍게 먹는 등 식사량을 조절한다.

요요를 막는 마음가짐

나는 의사들을 대상으로 대사증후군을 극복하는 운동요법에 대해 종종 강의한다. 어느 날 강의 중에 한 의사가 이런 질문을 했다.

"저는 유학 중에 체중이 10킬로그램이나 불었어요. 귀국 후 전부 뺐지만, 요요가 와서 또 살을 뺐습니다. 그런데 이번에 또 요요가 와서 다시 살이 쪘네요. 살을 어떻게 빼면 되는지 알고는 있지만, 또 요요가 올까 봐 겁이 납니다. 어떻게 하면 좋을까요?"

다이어트에 성공한 사람들 중에는 이처럼 요요 문제로 고민하는 이들이 많다. 나는 그 의사에게 되물었다.

"선생님은 어떻게 하면 요요를 막을 수 있을 것 같나요?"

"운동을 하고 식단 조절을 계속하면 되겠지만…, 이게 말처럼 쉽지가 않아서요."

그 말에 나는 이렇게 대답했다.

"운동을 하고 식단 조절도 철저히 한다면 뼈와 피부와 근육만 남은 빼빼 마른 몸이 됩니다. 최적의 방법이라고 볼 순 없죠. 미국 하버드대학교의 영양학자 장 메이어 교수는 연구 결과를 바탕으로 이렇게 얘기했어요. 하루에 1시간 이상 운동할 수 있다면 먹고 싶은 대로 먹어도 되고, 만약 1시간 이상 운동을 하지 못한다면 평소 식사량의 70~80% 정도만 먹어야 한다고 말입니다."

나는 요요 없이 살을 빼는 방법으로는 이게 전부라고 생각한다. 일단 체중이 줄면 살을 더 빼려고 노력하는 사람이 많은데 그런 방법은 오래갈 수 없고 결국 요요가 온다. 슬로 조깅으로 하루에 총 5킬로미터 이상 달리면 저녁은 먹고 싶은 만큼 먹어도 상관없다. 스트레스 받지 않고 계속 유지할 수 있는 방법을 찾아내는 것도 다이어트 성공의 핵심적인 비결이다. 앞서 설명했듯이 나 스스로가 대사증후군을 극복한 뒤 20여 년간 이런 방법으로 요요를 겪지 않고 건강을 유지하고 있다.

20분 이상 운동해야 지방이 탄다?

'20분 이상 운동해야 지방이 탄다'라는 속설이 널리 퍼져 있다. 그래서 짧게 운동하면 감량 효과가 없다고 생각하는 사람도 많은데, 이런 주장은 과학적 근거가 전혀 없다.

대체 어떤 근거로 이런 속설이 생겨났을까? 실제로 꽤 고강도의 운동을 1시간 동안 하면 운동 시작 후 한동안은 체내에 축적된 당이 분해되어 에너지로 전환된다. 지방이 에너지원으로 사용되는 것은 운동을 시작하고 20분 정도가 지났을 때부터다. 그러니 '20분 이상 운동해야 지방이 탄다'라는 주장에는 '아침에 일찍 일어나 공복인 상태에서 고강도의 운동을 했을 경우'라는 전제 조건이 반드시 붙어야 한다.

왜냐하면 우리 몸은 가벼운 운동을 할 때는 지방도 에너지원으로 사용하지만, 운동 강도가 높아지면 순간적으로 당을 사용하여 에너지를 만들어내기 쉽다. 그러나 체내에 비축할 수 있는 당의 양은 한정적이므로 20분 정도 계속 고강도 운동을 하면 체내의 당이 상당 부분 소모되고 점차 지방이 에너지원으로 사용되기 시작한다. 예를 들어 아침에 일찍 일어나서 공복에 운동을 하면, 가벼운 운동일 경우에는 시작한 시점부터 대부분의 에너지가 지방으로 만들어진다. 그런데 식사 후에 운동을 하면 20분이 지나도 지방의 연소량은 미미하다(운동할 때의 에너지 사용법은 4장에서 자세히 다룬다).

애초에 '운동할 때 지방을 많이 태우면 태울수록 비만 개선에 효과가 있다'라는 주장 자체도 이상하다. 적어도 우리 몸은 열역학 제1법칙, 이른바 에너지 보존의 법칙을 따르기 때문이다. 다시 말해 에너지원이 당이든 지방이든 상관없이 우리 몸의 에너지는 일정하게 유지된다. 체내에 비축된 에너지, 즉 지방을 빼기 위해서는 우리 몸이 섭취하는 에너지보다 소비하는 에너지가 더 많아지게 하면 된다. 물론 당은 체중 1킬로그램당 1000칼로리밖에 체내에 저장할 수 없는 데 비해 지방은 약 7배인 7200칼로리나 저장할 수 있다. 그렇다고 해도 지방을 태우든 당을 소비하든 우리 몸의 에너지 소비량은 변하지 않는다. 따라서 '지방을 태우면 태울수록 비만 개선에 도움이 된다'라고 단언할 수는 없다. 운동을 열심히만 해도 지방은 확실하게 감소한다. 단, '과식을 하지 않는다'는 전제하에 말이다.

1분씩 운동해도 충분하다

이렇듯 에너지 보존 측면에서 생각하면 약 1분씩 짧게 운동해도 살은 빠진다. 이를 증명하기 위해서 우리 연구팀은 도쿄에서 직장 생활을 하는 회사원을 대상으로 작은 실험을 하나 진행했다. 도쿄 이케부쿠로 지역에 직장이 있는 사람들을 중심으로 살을 빼고자 하는 30명의 참가자를 모집했다. 그리고 1세트에 박자가 180bpm으로 구성된 노래를 1분, 122bpm으로 구성된 노래를 30초로 만들고 이를 40세트 반복할 수 있는 노래를 CD로 만들어서 참가자들에게 전달했다. 이 CD에 담

긴 노래의 박자에 맞춰 슬로 조깅을 한다는 내용의 다이어트 실험이었다. 참고로 180bpm은 달리는 박자, 122bpm은 걷는 박자로 볼 수 있다.

참가자들에게는 출퇴근을 할 때나 점심시간 또는 근무 중에 조금씩 나눠서 해도 좋으니 이 노래의 박자에 맞춰서 되도록 하루에 총 40세트분의 슬로 조깅을 해달라고 요청했다. 실험을 시작하기 전에 슬로 조깅 방법(2장 참고)을 설명하고 어느 정도 식단 조절을 하는 편이 바람직하다는 점도 간단하게 설명했다.

실험 기간이 연말연시여서 술자리 약속과 모임이 많아지는 시기와 겹쳤지만 3개월 뒤 참가자 전원이 감량에 성공했다. 참가자 모두 매일 40세트의 슬로 조깅이 가능했던 것은 아니지만 평균적으로 2.9킬로그램을 감량했다. 거의 매일 40세트를 달성한 사람 중에는 7킬로그램이나 감량에 성공한 사람도 있었다. 참가자들은 모두 부지런히 운동하면 감량할 수 있다는 사실을 실감했다.

다이어트에 슬로 조깅을 추천하는 이유는 무엇보다 가벼운 마음으로 언제 어디에서든 할 수 있기 때문이다. 1분씩 하는 슬로 조깅이라면 잠깐씩 생겨나는 자투리 시간에도 할 수 있다. 쪼개서 해도 하루에 40세트를 달리면 약 300칼로리가 소비된다.

체중이 줄면
달리기가 빨라진다

대회를 준비하는 러너라면 체중 감량을 소홀히 해서는 안 된다. 러닝 기록은 일의 양work amount(킬로그램미터kg·m를 단위로 사용한다 – 옮긴이)과 힘으로 결정되는데, 일의 양이란 어떤 물체에 힘을 주어 그 물체를 이동시킨다는 물리적인 개념이다. 이 값을 구하기 위해서는 물체에 가해지는 힘과 거리를 곱하면 된다. 즉 근육량을 줄이지 않고 체지방을 빼면 같은 거리를 달리는 데 가해지는 일의 양이 그만큼 줄어든다는 의미이므로, 근육의 힘이 일정하다면 반드시 빨리 달릴 수 있게 된다. 바로 얼마 전에도 한 일반 러너가 마라톤 대회 1주일 전부터 3일간 1.5킬로그램을 감량하여 목표 기록을 10분 이상 단축했다며 기뻐했다는 소식을 들었다.

실제로 체중이 줄면 마라톤 기록을 얼마나 단축할 수 있는지 계산하는 방법은 '레벨업 포인트 1'을 참고하기 바란다. 생리학적 산출법과 물리학적 산출법 등 두 가지 방법이 있다. 자신의 체중과 마라톤 기록을 대입하여 계산해보면 체중이 줄었을 때 얼마나 빨리 달릴 수 있는지를 실감할 수 있을 것이다.

체중 감량에 효과적인
'헬스 투어리즘'

우리 연구팀은 현재 '헬스 투어리즘'이라는 연구를 진행 중이다. 헬스 투어리즘은 체중 감량을 목적으로 오키나와에서 7박 8일간 여행을 하면서 다이어트를 하는 프로그램이다. 주요 활동은 1분간 슬로 조깅을 한 뒤 30초간 걷는 활동을 1세트로 하여 아침, 점심, 저녁에 각각 40세트씩 반복하는 것이다. 이 외에는 매끼 식사를 한 뒤 각종 레저 스포츠 또는 도보 관광을 하거나 오키나와의 전통춤을 구경하는 등 자유롭게 보낸다. 맛있는 다이어트 식단과 함께 여행도 즐기면서 단기간에 체지방을 빼는 것이 헬스 투어리즘의 목적이다.

참가자들은 프로그램이 진행된 약 1주일간 평균 2.3킬로그램의 체지방 감량에 성공했다. 혈압·혈당치·중성지방도 줄었으며, 좋은 콜레스테롤인 HDL 콜레스테롤 수치가 현저하게 상승하는 등 여러 가지 좋은 결과를 얻었다.

겨우 1주일 만에 이 정도의 효과가 나타난 이유는 무엇보다 운동량이 많았기 때문이다. 참가자 중 절반은 평소에 운동 습관이 전혀 없는 중·장년층이었는데, 프로그램에 참가한 1주일 동안에는 프로 축구 선수와 장거리 달리기 선수보다 많은 운동량을 소화했다. 프로그램 종료 후 실시한 설문 조사에 따르면 참가자들의 만족도가 86.8%에 이르렀다. 만족한 이유로는 슬로 조깅이어서 힘들지 않게 운동할 수 있었다는 점과 아침과 점심은 가볍게, 저녁은 호화롭게 하고 음주도 가능한 식단의 내용이 우선적으로 꼽혔다.

서브3를 달성한 일반 러너도 헬스 투어리즘에 참가했는데 1주일간 2킬로그램의 체지방을 뺐고 젖산이 근육에 쌓이기 시작하는 시점인 젖산 역치 값도 상승했다. 마라톤 기록으로 환산하면 기록을 8분이나 단축할 수 있을 것으로 예상된다. 1주일이라는 짧은 기간에도 이렇게나 많은 체지방을 뺄 수 있다는 사실을 확인한 우리 연구팀은 언젠가 엘리트 러너에게도 이 프로그램을 적용하여 헬스 투어리즘의 타당성을 검토해보고자 한다.

레벨업 포인트 1

살을 빼면 얼마나 빨리 달릴 수 있을까?

마라톤 예상 기록 산출법

마라톤을 완주할 때 우리 몸에서 평균적으로 쓰는 힘이 일정하다고 가정하면, 체중을 줄여 몸이 가벼워질수록 그만큼 더 빠르게 달릴 수 있다. 실제로 얼마나 더 빨리 달릴 수 있는지 알아볼 수 있는 두 가지 계산법을 소개한다. 본인의 체중과 마라톤 기록을 대입해 직접 계산해보자.

1) 생리학적 산출법

러닝 속도를 x(m/분)라고 하고 체중당 산소 섭취량을 y(mL/kg/분)라고 할 때, 이 두 값 사이에는 다음과 같은 관계가 성립한다(이를 '식 a'라고 하자).

$$y = 0.2x + 3.5 : \text{식 a}$$

여기서 산소 섭취량은 체중 1킬로그램당 1분 동안 필요한 산소량을 의미한다. 예를 들어 조금 통통한 체형의 A(체중 70킬로그램)가 첫 마라톤에 도전해 7시간 만에 완주했다고 가정해보자. 만약 A가 지방을 10킬로그램가량 빼서 체중이 60킬로그램이 된다면 그의 마라톤 기록은 얼마나 단축될까? 이를 공식에 대입하여 계산해보자.

먼저 A의 마라톤 평균 속도(x)는 다음과 같다.

$$x = 42.195(\text{km}) \div 7(\text{시간})$$
$$= 42.195(\text{km}) \div 420(\text{분})$$
$$\fallingdotseq 0.100(\text{km/분}) \fallingdotseq 100(\text{m/분})$$

이 결과를 '식 a'에에 대입해보면 A의 산소 섭취량(y)을 알 수 있다.

$$y = 0.2 \times 100(\text{m/분}) + 3.5 = 23.5(\text{mL/kg/분})$$

즉, A는 산소 섭취량이 23.5(mL/kg/분)의 상태에서 42.195킬로미터를 완주할 수 있었다는 뜻이다. 이때 A의 체중이 70킬로그램이므로 마라톤을 뛸 때 A의 몸 전체에서 사용한 산소량은 다음과 같다.

$$23.5(\text{mL/kg/분}) \times 70(\text{kg}) = 1{,}645(\text{mL/분})$$

만약 A의 체중이 10킬로그램 감소하여 60킬로그램이 된다면, 위와 같은 전체 산소 사용량(1,645mL/분)을 유지할 경우 A의 체중당 산소 섭취량(y′)은 다음과 같이 증가한다.

$$1{,}645(\text{mL/분}) \div 60(\text{kg}) ≒ 27.4(\text{mL/kg/분})$$

결과적으로 A가 10킬로그램을 감량하면 체중 1킬로그램당

1분 동안 27.4mL의 산소를 사용하여 에너지를 끊임없이 생성할 수 있다.

이 값을 다시 '식 a'에 대입하면 감량 후 A의 마라톤 예상 평균 속도(x')를 구할 수 있다.

$$x' = \{27.4(mL/kg/분) - 3.5(mL/kg/분)\} \div 0.2$$
$$= 119.5(m/분)$$

따라서

$$42{,}195(m) \div 119.5(m/분) ≒ 353(분)$$

정리하자면 A가 10킬로그램 감량하여 60킬로그램이 되면 마라톤 완주 예상 시간은 353분, 즉 5시간 53분으로 줄어든다. 즉, 체중 감량만으로도 기록이 1시간 7분이나 단축될 수 있다는 뜻이다.

2) 물리학적 산출법

프랑스 파리대학교의 앙리 모노 Henri Monod와 장 셰러 Jean Scherrer 박사는 손가락으로 일정한 무게의 추를 들어올렸다 내리는 동작을 반복하며 완전히 녹초가 될 때까지 걸리는 시간과 그동안 수행한 일의 양이 비례 관계에 있다는 것을 발견했다. 이후 전신운동에서도 이 법칙이 성립한다는 것이 확인됐다.

이 발견을 러닝에 대입해 생각해보자. 실험자가 러닝머신 위에서 세 가지 속도로 달리면서 녹초가 될 때까지의 시간을 각각 측정한다. 러닝에서 일의 양을 구하려면 정확하게는 체중에 무게중심의 이동거리를 곱해야 하지만, 무게중심의 이동거리는 주행거리와 거의 비슷하므로 '체중 × 주행거리'로 계산한다. 추가로 몸에 부하를 주기 위해 10킬로그램의 웨이트 재킷을 입고서 같은 방법을 반복한다. 물론 속도와 상관없이 무게를 더하면 실험자는 더 빨리 지치게 된다.

'(체중 + 10kg) × 주행거리'와 운동 지속시간의 관계를 살펴보면(그림 3-2), 무게를 추가하지 않았을 때는 물론 무게를 추가했을 때의 수치도 모두 하나의 직선 위에 있다. 이런 결과를 토대로 체중을 감량하면 얼마나 빨라질 수 있는지 예측할

그림 3-2   체중과 운동 지속시간의 관계

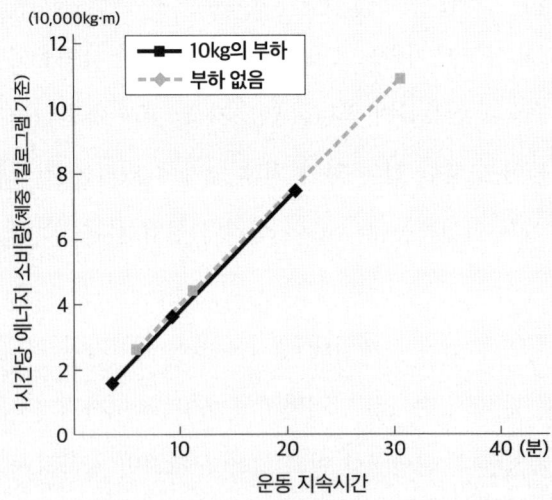

10킬로그램의 무게를 추가했을 때와 추가하지 않았을 때의 러닝 지속시간을 측정했다. [후쿠오카대학교 신체활동연구소 자료에서 수정]

수 있다. 즉, '체중 × 거리'로 운동의 지속시간이 결정된다고 할 수 있다.

앞의 생리학적 산출법에서 예로 들었던 A(70킬로그램)를 기준으로 계산해보자. A가 마라톤 풀코스를 달리는 동안 수행한 일의 양은 다음과 같다.

$$70(kg) \times 42{,}195(m) = 2{,}953{,}650(kg \cdot m)$$

A는 이 일을 420분(7시간) 동안 수행하며 마라톤을 완주했다. 따라서 1분당 수행한 일의 양을 계산하면 다음과 같다.

$$2{,}953{,}650(kg \cdot m) \div 420(분) = 7{,}032.5(kg \cdot m/분)$$

즉, A는 마라톤 코스를 달리는 동안 1분당 7032.5킬로그램 미터의 힘을 계속해서 발휘할 수 있었다는 뜻이다.

만약 체중이 10킬로그램 줄어 60킬로그램이 됐다면 마라톤 풀코스에서 수행할 일의 양은 다음과 같이 감소한다.

$$60(kg) \times 42{,}195(m) = 2{,}531{,}700(kg \cdot m)$$

이렇게 구해진 일의 양을 A가 처음 마라톤 풀코스를 완주했을 때의 힘($7{,}032.5 kg \cdot m/분$)으로 나누면, 체중이 60킬로그램일 때의 마라톤 완주 예상 시간이 나온다.

$$2{,}531{,}700(kg·m) \div 7{,}032.5(kg·m/분) = 360(분)$$

즉, 360분(6시간) 안에 완주할 수 있을 것으로 예상된다. 앞서 소개한 생리학적 산출법에서는 5시간 53분으로 계산됐으므로, 두 방법 모두 비슷한 결과가 도출됨을 알 수 있다.

4장

지치지 않는 몸을 만드는 달리기의 과학

슬로 조깅과 운동생리학

'더 오래 더 길게 더 편하게 달리고 싶다.'
달리기를 시작한 사람들은 어느샌가 자연스레 이 같은 고민을 하게 된다. 운동생리학을 배우면 러닝에 대한 각종 고민이 사라질 것이다. 달릴 때 우리 몸에서는 어떤 일이 일어날까?

4장에서는 달릴 때 우리 몸에서는 과연 어떤 일이 벌어지는지를 알아보고자 한다. 그런 거 몰라도 달리기 실력만 좋아지면 되지 않느냐고 생각하는 사람도 있을지 모르겠다. 하지만 러닝과 관련 있는 생리학을 배우면 우리가 달리는 의미를 더 깊이 이해할 수 있다. 이번 장에서는 슬로 조깅의 장점도 더 자세히 파헤쳐보고자 한다.

나는 운동생리학의 재미에 푹 빠져서 러닝을 연구해왔고, 각종 연구를 거듭한 끝에 마라톤은 '지혜의 스포츠'라는 결론에 이르렀다. 러닝과 관련된 생리학적 지식을 쌓으면 러닝 거리와 시간을 늘릴 수 있다. 그뿐 아니라 너무 힘들어서 끝까지 뛰지 못하고 늘 포기했던 사람은 물론, 속도를 높이기 위해 본인의 러닝 스타일을 개선하고 싶은 사람까지도 큰 도움을 받을 수 있을 것이다.

에너지는 어디서 만들어질까?

러닝의 운동 강도를 메츠(표 3-1 참고)로 나타내면 시속이 메츠 강도의 수치와 거의 일치한다. 즉, 시속 7킬로미터로 뛰면 7메츠, 시속 20킬로미터로 뛰면 20메츠가 된다. 메츠는 사람이 운동할 때 소비하는 에너지양이 쉴 때 소비하는 에너지양의 몇 배 인지를 나타내는 단위다. 따라서 시속 7킬로미터로 달리면 쉴 때의 7배, 시속 20킬로미터로 달리면 쉴 때의 20배에 달하는 에너지가 필요하다. 엘리트 러너라면 마라톤 풀코스를 시속 20킬로미터로 주파할 수 있다. 이 엄청난 에너지는 우리 몸에서 어떻게 만들어질까?

인간이 생존하는 데 필요한 에너지는 당과 지방을 토대로 만들어진다. 좀 더 자세히 설명하자면, 세포 내에 저장된 ATP adenosine triphosphate(아데노신삼인산)라고 하는 미량의 고에너지 화합물이 ADP adenosine diphosphate(아데노신이인산)에 의해 분해되는 과정에서 우리 몸은 에너지를 얻게 된다.

ATP 1몰mol(507그램)이 분해되면 7.3칼로리의 에너지가 생성된다. 러닝을 할 때, 다시 말해 근육이 수축할 때 발생하는 에너지도 이와 같다. 러닝을 지속하려면 막대한 에너지가 필요하다.

애초에 체내에 저장할 수 있는 ATP의 양은 겨우 100그램 정도로 매우 적다. 전속력으로 달리면 몇 초 만에 고갈될 정도다. 그렇다면 인간은 어떻게 마라톤 풀코스와 같은 장거리를 완주할 수 있는 것일까?

그 이유는 ATP가 ADP로 분해되면 곧바로 다른 곳에서 에너지가 공급돼 ADP를 ATP로 되돌려놓기 때문이다. 골격근 내에는 ATP와 함께 CPcreatine phosphate(크레아틴인산)라고 하는 고에너지 인산 화합물이 존재하는데 근육이 수축할 때 근육세포 안에 저장된 ATP가 ADP에 의해 분해되면서 에너지가 만들어진다. ATP가 분해되면 각각의 CP가 바로 ATP를 재합성하는 데 필요한 에너지를 우리 몸에 공급한다(그림4-1).

그림 4-1 근육이 수축할 때 에너지를 생성하는 방법

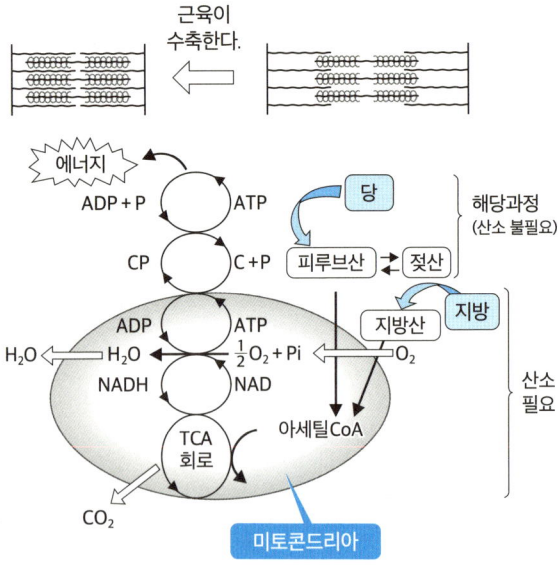

1) ATP가 분해되면 CP가 바로 ATP를 재합성하는 데 필요한 에너지를 우리 몸에 공급한다.
2) 한편 미토콘드리아 내부에서는 피루브산, 지방(지방산)이 함께 아세틸CoA로 바뀐 뒤 TCA회로를 거쳐 수소와 탄소가스를 떼어낸다. 떨어져 나온 수소는 미토콘드리아 보조효소coenzyme 내에 있는 전자 전달 물질인 NAD로 운반되어 전자 전달계 반응을 통해 산소와 결합한 후, ATP 재합성에 필요한 에너지를 다량 만들어낸다.
3) ATP의 재합성 속도가 너무 느리면 해당과정glycolysis에 의해 에너지가 만들어진다. 이때 피루브산이 생긴다.

핵심은
미토콘드리아와의 협업

우리 몸에 저장할 수 있는 CP의 양은 ATP의 2배 정도라고 알려져 있는데, 수치상으로는 고작 200그램밖에 되지 않는다. 바로 여기서 미토콘드리아의 진가가 발휘된다. 미토콘드리아는 세포 내에 있는 소기관으로 에너지를 만들어내는 기능을 한다.

그림 4-1과 같이 CP는 근육이 수축할 때 크레아틴(C)과 인(P)으로 분해되지만, 이때 미토콘드리아가 C와 P에 에너지를 제공하여 CP로 되돌려놓는다. CP는 셔틀버스처럼 에너지를 실어 나른다.

미토콘드리아에서는 당이 분해되어 생성된 피루브산이나 지방산을 산소와 결합하여 산화시키고 이를 물과 탄소가스로 분해하는 과정에서 에너지를 만들어낸다. 또한 미토콘드리아의 세포막에서는 크레아틴과 인산이 결합하는 데 필요한 에너지를 제공한다.

미토콘드리아의 에너지 생성 능력에는 개인차가 있는데 주로 산소 운반 능력에 좌우된다. 예를 들어 시속 20킬로미터의 빠른 속도로 달릴 때 우리 몸은 쉬고 있을 때보다 20배 가까운 산소가 필요하다. 하지만 엘리트 선수가 아닌 이상 일반인은 미토콘드리아의 에너지 생산에 필요한 막대한 양의 산소를 우리 몸에 제때 공급하지 못한다. 슬로 조깅은 느긋한 속도로 달리기 때문에 많은 양의 산소가 필요하지 않다. 그렇기에 CP와 미토콘드리아의 협동으로 언제든지 에너지를 원활하게 공급받을 수 있다.

지방이 미토콘드리아에서만 에너지를 생산할 수 있는 반면, 당은 피루브산에 의해 분해될 때도 소량의 ATP를 생산한다. 이런 구조를 '해당과정'이라고 부르며 산소 없이도 에너지를 만들어낼 수 있다. 당이 분해되어 만들어진 피루브산은 미토콘드리아 내부로 들어오면 산소에 의해 산화되며 이 과정에서 에너지까지 만들어내는 이중 구조로 되어 있다. 산소를 제때 공급받지 못하면 우리 몸속에 있던 피루브산이 젖산으로 바뀐다. 산소를 충분히 공급받는 상태에서 당을 사용한 에너지 생산(해당)의 속도가 빠르지 않다면 피루브산은 미토콘드리아 내부로 들어와서 산화된다. 또한 물과 이산화탄소까지 분해되는 과정에서 많은 양의 에너지를 생산할 수 있다. 슬로 조깅을 할 때 우리 몸은 딱 이런 상태가 된다. 천천히 달릴 때는 산소가 충분히 공급되면서 미토콘드리아의 기능도 잘 작동하므로 우리 몸의 ATP 농도는 줄어들지 않고 당이 분해되는 속도, 즉 해당 속도 역시 느리다.

해당 속도는 우리 몸의 ATP 농도가 감소했을 때와 교감신경의 흥분 빈도가 높아졌을 때 빨라진다.

지방을 효율적으로 사용하는 슬로 조깅

당은 산소가 없어도 ATP를 생산할 수 있다. 그러므로 무산소 운동이든 유산소 운동이든 우리 몸은 '주름 페이스'나 '열심 페이스'로 달릴 때 당을 에너지원으로 이용한다. 그에 비해 '싱글벙글 페이스'나 '덩실덩실 페이스'로 달릴 때는 미토콘드리아가 잘 작동하므로 우리 몸은 지방을 적극적인 에너지원으로 사용한다.

하이브리드 자동차를 예로 들자면 정속 운전을 할 때는 배터리에 해당하는 지방이 잘 연소되고 가솔린에 해당하는 당을 거의 사용하지 않지만, 액셀을 강하게 밟으면(교감신경이 흥분하면) 지방이 아닌 당을 잘 사용하게 되는 것이다.

우리는 음식물에서 얻은 에너지를 지방과 당으로 전환하여 체내에 쌓아둔다. 지방은 대부분 피하(피하지방), 내장(내장지방), 근육과 근육 사이에 쌓여 있는데 근육세포 내에도 작은 지질 방울 lipid droplet 형태로 존재하며 우리 몸 곳곳에 저장되어 있다. 체중이 60킬로그램인데 체지방률이 20%라면 지방이 12킬로그램이나 쌓여 있다는 뜻이다.

한편, 당은 글리코겐 형태로 간에 100그램, 근육에 500그램 정도 쌓여 있을 뿐이다. 이 정도 양으로는 30킬로미터밖에 달리지 못한다. 마라톤 풀코스를 완주하기에는 턱없이 부족한 양이다. 그러나 지방은 1킬로그램당 7200칼로리나 되므로 체내에 쌓인 지방량이라면 아무것도 먹지 않고 한 달은 생존할 수 있다. 이 지방을 에너지원으로 잘 사용하면 마라톤 풀코스보다 더 장거리를 달리는 울트라 마라톤 완주도 가볍게 해낼 수 있을 것이다.

다시 한번 말하지만, '싱글벙글 페이스'로 달리는 것은 지방을 에너지원으로 잘 사용하는 방법이다. 그러므로 슬로 조깅을 하면 누구나 마라톤 풀코스를 완주할 수 있는 것이다. 너무 빨리 달리면 가솔린(당)을 일찌감치 소모해서 결국 연료 고갈 상태에 이르고 만다. 마라톤 풀코스 등 장거리를 달릴 때 경기

초반에 너무 무리해서 달리다가 어느 순간 몸을 움직일 수 없게 된 경험을 해본 사람도 있을 것이다. 너무 빨리 달렸기 때문에 우리 몸의 연료가 고갈된 상태라고 볼 수 있다.

젖산이 쌓이는 원리

크레아틴인산과 미토콘드리아의 협동으로 ADP에서 ATP가 재합성된다고 설명했는데, 이쯤에서 젖산이 쌓이는 구조를 다시 한번 정리해보자.

ATP가 재합성되는 속도가 ATP의 분해 속도를 따라가지 못하면 근육 내에 저장되어 있던 글리코겐이나 혈액에 흡수된 포도당glucose을 분해하는 해당과정의 속도가 자동으로 빨라진다. 해당과정의 결과로 피루브산이 생기는데 무산소 상태에서는 피루브산에서 젖산이 발생한다. 젖산은 미토콘드리아에 흡수된 뒤 산화 및 분해되는 과정에서도 에너지를 생산한다. 그런데 미토콘드리아에서 피루브산이나 젖산이 분해되는 속도에 따라 해당과정의 속도가 빨라지면 근육 내에 젖산이 쌓이기 시작한다. 예를 들어 단거리 달리기처럼 전속력으로 뛸 때는 우리 몸에 산소가 원활히 공급되지 않아 젖산이 쌓이게 되는데, 이와 같은 원리다.

그림 4-2에 미토콘드리아의 젖산 분해 구조를 간단히 표시했다. 예컨대 미토콘드리아의 기능을 개수로 표시하자면, 왼쪽 그림과 같이 미토콘드리아의 기능이 1일 때 피루브산을 대사하는 속도가 그보다 느리면 젖산이 쌓인다. 그리고 오른쪽 그림처럼 미토콘드리아의 기능이 2배로 증가하여 피루브산 대사 속도가 해당과정보다 빨라지면 젖산이 감소한다.

정기적으로 운동을 하면 미토콘드리아의 기능이 향상된다는 사실이 밝혀졌다. 그러나 러닝을 이제 막 시작한 사람은 미토콘드리아의 기능이 좋지 않으므로 시속 6~7킬로미터의 조깅 속도에서도 젖산이 쌓이기 시작하고, 러닝 속도가 빨라지면 빨라질수록 체내에 쌓이는 젖산의 양이 늘어난다.

젖산은 '산酸'이므로 젖산이 쌓이면 근육이 산성화되기 시작한다. 우리 몸이 산성화된다는 말은 체내에 수소 이온이 쌓인다는 의미다. 젖산이 증가하면 근육에 수소 이온이 쌓이고 이로 인해 감각 신경이 자극을 받아 교감신경이 활성화된다. 그 결과 아드레날린adrenaline과 노르아드레날린noradrenalin이라는 호르몬이 분비되는데, 이런 호르몬은 심장 박동을 증가시키고 호흡을 거칠게 한다. 그래서 젖산이 쌓이면 심장이 두근 거리고 숨이 가빠지는 것이다.

그림 4-2 미토콘드리아의 기능과 젖산의 관계

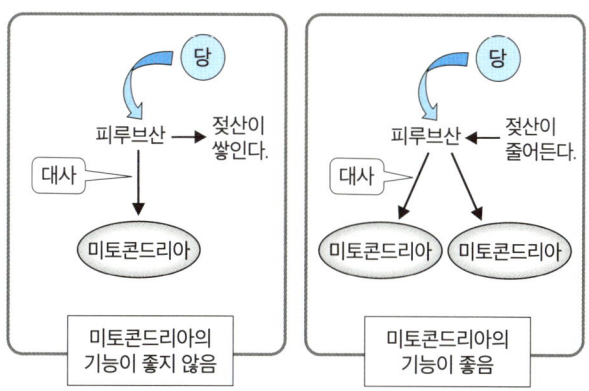

미토콘드리아의 기능을 개수로 표시했다. 미토콘드리아의 기능이 좋지 않은 경우(왼쪽)에는 피루브산의 대사 속도가 느려서 젖산이 쌓인다. 반면 오른쪽 그림처럼 미토콘드리아의 기능이 좋은 경우에는 피루브산을 신속하게 분해할 수 있으므로 쌓여 있던 젖산이 점차 감소한다.

달리면 피곤한 진짜 원인

단거리 달리기처럼 에너지를 폭발적으로 사용하면, 우리

몸에 과도한 젖산이 축적되면서 다량의 수소 이온이 발생하여 근육 수축을 방해하고 피로를 유발한다. 1500미터나 1만 미터의 중·장거리 달리기에서도 마찬가지다. 경기 종료 후에는 단거리 달리기와 마찬가지로 안정 시의 8배 이상이라는 놀라운 양의 젖산이 우리 몸에 쌓인다.

그러나 피로해지는 이유가 과도하게 분비된 젖산 때문은 아니다. 정확히 말하면 젖산에서 분해되어 나온 수소 이온이 피로를 일으킨다. 골격근 안에 존재하는 카르노신carnosine(우리 몸에서 근육과 뇌에 많이 존재하는 천연 항산화 물질. 운동 중에 생기는 젖산 등의 산성 물질을 중화하여 피로를 늦춰준다-옮긴이)과 같은 완충재가 수소 이온을 흡수하면 피로가 완화된다. 또한 젖산은 골격근에서 혈액으로 이동하는데, 혈액 안에 다량 존재하는 중탄산 이온이 수소 이온을 흡수하면 최종적으로 물과 이산화탄소 같은 무해한 물질로 대사된다.

그렇다면 마라톤 풀코스를 완주한 뒤 기진맥진한 상태인 러너의 혈중 젖산 농도는 어느 정도일까? 실제로 측정해보면 안정 시의 몇 배 수준에 불과하다. 즉, 마라톤 풀코스를 뛰었을 때 느껴지는 피로의 원인이 젖산은 아니라는 뜻이다.

마라톤 풀코스를 싱글벙글 페이스보다 빠른 열심 페이스(표

2-1 참고)로 달렸다고 가정해보자. 혈액 안에 안정 시의 몇 배에 달하는 젖산이 쌓이긴 하지만, 그 이상 늘지 않고 오히려 운동 중에 줄어들기도 한다.

젖산은 글리코겐(또는 혈액 내 포도당)이 분해(해당)되면서 생성되는 최종 산물이지만, 앞서 설명했듯이 해당과정 중에는 소량이지만 ATP를 만들어낸다. 또한 젖산은 피루브산으로 변환된 후 미토콘드리아에서 산화되어 물과 이산화탄소로 완전히 분해되는 과정에서도 다량의 ATP를 만들어낼 수 있다. 원래 젖산은 쉽게 연소되는 에너지원이다. 혈액으로 퍼진 젖산은 심장과 다른 근육 또는 뇌에서 흡수되어 에너지원으로 활용된다. 또한 간으로 운반되어 포도당으로 다시 합성되며, 지방 조직에서는 지방 합성에도 이용된다. 즉, 골격근에서 생성된 젖산은 여러 장기에서 에너지원으로 활용된다.

젖산이 과도하게 축적되면 다량의 수소 이온을 방출하여 피로를 유발하는 것은 사실이지만, 적당한 양이라면 피로의 원인이 된다고 볼 수 없다. 아울러, 어깨 결림이 젖산이 쌓여서 발생한다고 하는 주장에는 과학적 근거가 전혀 없다. 어깨 결림은 근육이 수축하지 않은 상태에서도 발생하며, 젖산 자체는 통증을 유발하는 물질이 아니다.

단거리는 해당 에너지를 이용한다

제자리에서 점프를 반복하거나 100미터 정도의 단거리 달리기를 할 때 우리 몸에는 순간적으로 엄청난 에너지가 필요하다. 이런 운동을 무산소 운동이라고 부르는데, 무산소 운동을 할 때는 우리 몸에 산소가 충분히 공급되지 않는다. 설령 산소를 최대한 공급하고 미토콘드리아가 최대한 활성화된다고 해도 그것만으로는 에너지가 충분치 않다. 앞서 설명했듯이, 글리코겐이 피루브산으로 분해되는 과정에서 ATP가 재합성된다. 이때 재합성되는 양은 피루브산이 미토콘드리아에서 산화되는 과정에서 재합성되는 양에 비하면 매우 적지만, 단거리 달리기에서는 이 에너지를 최대한 활용한다.

무산소 운동을 하면 우리 몸에 짧은 시간 동안 다량의 젖산이 축적되면서 근육에 많은 수소 이온이 쌓이게 된다. 과도한 수소 이온이 근육 수축을 방해하고 해당과정을 저해하므로 결국 운동을 지속할 수 없게 된다.

빨리 달리는 사람은
무엇이 다를까?

앞서 설명했듯이 우리 연구팀은 젖산 역치 미만의 러닝을 '덩실덩실 페이스', 젖산 역치 근처를 '싱글벙글 페이스', 그 이상을 '열심 페이스', 안정 시의 4배가 넘는 젖산이 쌓이는 속도를 '주름 페이스'라고 명명했다(표 2-1 참고).

생리학적으로 설명하면 덩실덩실 페이스는 미토콘드리아에서 CP와 ATP가 재합성되는 에너지만으로 달릴 수 있는 속도를 말한다. 싱글벙글 페이스는 교감신경이 흥분하기 시작하는 운동 강도이며, 이보다 빠른 속도가 되면 해당과정을 통해 생성되는 에너지가 더 많이 사용된다. 열심 페이스는 젖산이 축적되어도 어떻게든 힘을 내서 달릴 수 있는 속도이며, 주름 페이스는 젖산이 계속 축적되어 결국 수소 이온이 과도하게 쌓이면서 피로가 극심해지는 속도를 가리킨다.

러닝 중 에너지 소비량은 체중 1킬로그램당 1킬로미터를 이동할 때 약 1칼로리이며, 이동거리에 비례하고 개인차는 거의 없다. 2장에서 소개한 초보 러너 B(21세 남성)는 시속 6킬로미터 미만이라면 젖산이 쌓이지 않고 달릴 수 있었다. 다시 말해 젖산 역치가 시속 6킬로미터였다. 반면, 베테랑 러너 C(67세 남성)의 젖산 역치는 시속 12킬로미터였다(그림 2-1 참고). 그렇다면 B와 C의 차이는 무엇일까? 이는 '빨리 달리는 사람과 빨리 달리지 못하는 사람의 차이가 무엇일까?'라는 질문으로 바꿀 수도 있다. 정답은 바로 최대 산소 섭취 능력이다.

B와 C의 러닝 속도에 따른 산소 섭취량을 비교해보면 시속 10킬로미터까지는 거의 차이가 없었다. 하지만 시속 10킬로미터를 넘어서자 B는 더 이상 산소를 섭취할 수 없었고, 산소 섭취량이 한계에 도달했다. 그에 비해 C는 시속 10킬로미터를 넘어도 계속해서 산소 섭취량이 증가했으며, 시속 20킬로미터에서야 한계에 도달했다(그림 4-3). 산소 섭취량이 한계에 도달했을 때의 수치가 그 사람의 최대 산소 섭취량($VO_2\ max$)이다.

최대 산소 섭취량은 두 가지 요소로 결정된다. 하나는 심장에서 뿜어져 나와 근육으로 전달되는 혈액량이고, 다른 하나는 골격근이 산소를 소비하는 능력이다. 골격근에 모이는 혈액량은 심장의 펌프 기능과 골격근의 모세혈관 수로 결정되며, 골격근이 산소를 소비하는 능력은 미토콘드리아의 수와

그림 4-3　초보와 베테랑 러너의 최대 산소 섭취량 비교

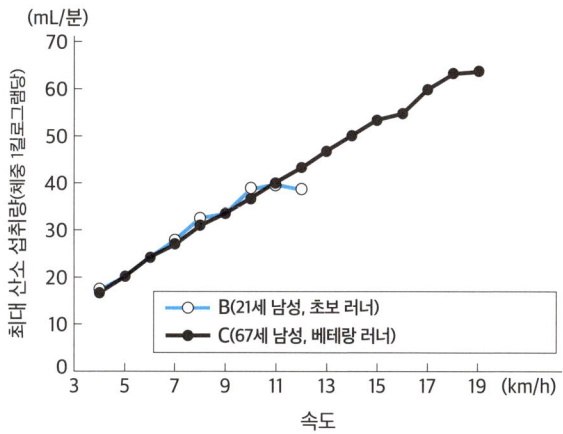

초보 러너 B는 시속 10킬로미터에서 산소 섭취량이 한계에 도달했고 베테랑 러너 C는 시속 20킬로미터에서 한계에 도달했다. 각각의 수치가 최대 산소 섭취량이 된다.
[후쿠오카대학교 신체활동연구소 자료에서 수정]

기능에 좌우된다.

참고로 최대 산소 섭취량은 체중당 산소 섭취량으로 평가하는데, 일반인이 1분에 20~40mL/kg 정도인 데 반해 엘리트 장거리 선수는 1분에 70~85mL/kg에 달한다.

노화와 최대 산소 섭취량

노화 현상의 두드러진 현상 중 하나는 최대 산소 섭취량의 저하다. 최대 산소 섭취량은 1분에 체내에 흡수할 수 있는 산소의 양을 가리키는데, 체력의 지표로 사용된다. 최대 산소 섭취량은 20~30세에 정점에 이르고, 10년마다 10%씩 감소하여 70대가 되면 20대 대비 50%나 감소하는 것으로 알려져 있다.

그런데 입원 등으로 침대에 누워만 있으면 그보다 더 빠르게 감소한다. 예를 들어 3주간 침대에 누워서 지냈다면 최대 산소 섭취량은 30% 저하된다. 최대 산소 섭취량뿐만이 아니라 근육량도 동등한 비율로 저하된다는 사실이 밝혀졌다.

운동을 하지 않으면 노화와 함께 체력이 점차 떨어진다. 하지만 러닝을 하면 이를 예방할 수 있다. 달리기를 하면 근육량이 늘어난다는 사실은 앞서 언급한 바와 같지만, 노화에 따라 감소하는 최대 산소 섭취량도 달리기를 하면 회복할 수 있다.

실제로 내가 러닝을 시작한 마흔여섯 살 때는 30대 때와 비교하여 산소 섭취량이 현저히 감소한 상태였다. 그런데 꾸준히 러닝을 했더니 눈 깜짝할 사이에 젊은 시절의 최대 산소 섭취량 수준으로 회복됐다. 그림 4-4에 표시한 것이 나의 최대 산소 섭취량 변화 추이이다.

이후 여러 이유로 훈련을 중단했다가 다시 시작하기를 반복했는데, 훈련을 재개할 때마다 젊은 시절의 최대 산소 섭취

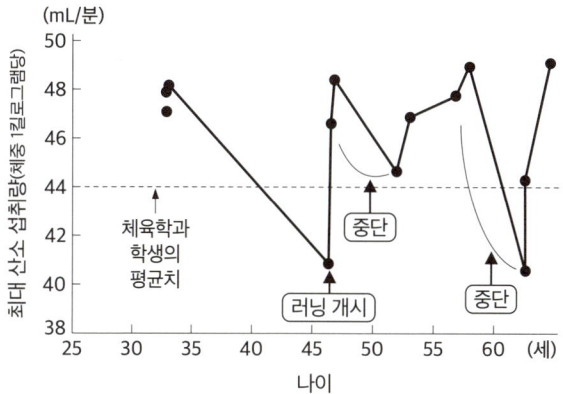

그림 4-4   나이와 러닝에 따른 최대 산소 섭취량 변화

나의 최대 산소 섭취량이 어떻게 변화했는지를 기록했다. 30대 때와 비교하여 마흔여섯 살 때는 현저하게 감소했지만, 러닝을 시작하면 최대 산소 섭취량이 다시 회복됐다. 도중에 수개월간 수치가 감소한 이유는 부상으로 평소와 같은 러닝이 불가능했기 때문이다. 가운데에 표시된 점선은 후쿠오카대학교 체육학과 학생의 평균치를 나타낸다. [후쿠오카대학교 신체활동연구소 자료에서 수정]

량으로 금세 돌아갔다. 몇 년 전 다시 측정했을 때는 마흔여섯 살 당시의 수준으로 낮아졌지만, 이는 허리 부상을 당해서 몇 달 동안 매우 느린 속도로밖에 뛰지 못했기 때문이다. 그러나 이후 심기일전하여 다시 훈련에 매진한 결과 젊은 시절의 최대 산소 섭취량 수준으로 회복됐다.

미토콘드리아의 기능을 높여라

최대 산소 섭취량은 세포 내 미토콘드리아의 기능과도 관련이 깊다. 러닝 실력을 향상시키기 위해서는 지구력의 핵심 요소인 미토콘드리아의 기능을 높여야 한다고 말해도 과언이 아니다. 이를 위해서는 조금 어려운 이야기지만 DNA의 유전 정보에서 미토콘드리아를 구성하는 단백질인 RNA의 전사 transcription(DNA에 적혀 있는 유전 정보를 전령RNAmRNA로 옮겨 적는 과정 - 옮긴이)를 촉진해야만 한다.

미국 하버드대학교의 브루스 스피걸먼Bruce Spiegelman 박사 연구팀은 1998년에 DNA에서 미토콘드리아 관련 유전자의 전사를 촉진하는 PGC-1α라는 단백질을 발견했다. 그들은 쥐를 대상으로 한 유전자 조작 실험을 통해 PGC-1α의 기능을 조사했다. 골격근의 PGC-1α가 풍부하게 생성된 쥐는 미토콘드리아의 수가 증가하여 지구력이 뛰어나고 장거리를 달리는 능력이 향상됐다. 반면 PGC-1α 유전자가 기능하지 않도록 조작한 쥐는 지구력이 부족하고 장거리를 달리는 능력이 저하됐다.

PGC-1α를 생성하는 주요 자극 요인들은 다음과 같다. 교감신경이 흥분했거나 에너지가 과도하게 사용될 때 활성화되는 AMPK(AMP-activated protein kinase)와 교감신경이 흥분하면 생성되는 cAMP(cyclic adenosine monophosphate), 근육이 수축할 때 방출되는 칼슘 이온으로 활성화되는 산소 등이다. 이런 요소들은 운동 강도가 높을수록 더 많이 생성된다. 즉, 고강도의 운동을 할수록 PGC-1α가 생성되어 미토콘드리아의 기능이 향상된다.

그렇다면 싱글벙글 페이스처럼 가벼운 강도의 운동으로도 PGC-1α가 생성될까? 싱글벙글 페이스는 교감신경이 흥분하기 시작하는 강도이므로 PGC-1α가 만들어질 가능성이 있다. 이에 연구팀은 운동 전후로 허벅지 근육을 채취하여 PGC-1α가 생성되는지 조사했다.

그 결과, 싱글벙글 페이스 강도로 1시간 동안 운동했을 때 예상대로 PGC-1α가 생성됐다. 반면 덩실덩실 페이스 강도에서는 같은 운동량을 소화해도 PGC-1α가 생성되지 않았다. 즉, 싱글벙글 페이스 강도는 되어야 미토콘드리아의 기능이 향상된다고 추정할 수 있다.

젖산 역치와 최대 산소 섭취량으로 본 마라톤 완주 요령

지금까지 설명한 것처럼 젖산 역치가 높은 사람이나 최대 산소 섭취량이 많은 사람은 장거리를 빠르게 달릴 수 있다.

미국 애리조나대학교의 패럴Farrell 박사 연구팀은 일반 러너부터 엘리트 러너까지를 대상으로, 3.2킬로미터부터 42.195킬로미터까지의 경기 기록과 젖산 역치 및 최대 산소 섭취량 간의 관계를 조사했다. 그 결과, 모든 거리에서 경기 기록이 젖산 역치 및 최대 산소 섭취량과 밀접한 관계가 있다는 사실이 밝혀졌다. 또한 젖산 역치와 최대 산소 섭취량 사이에도 강한 상관관계가 있었다.

더 나아가 패럴 연구팀은 일반 러너부터 엘리트 러너까지의 데이터를 분석한 결과, 젖산 역치 속도와 마라톤 풀코스의 평균 속도가 매우 유사하다는 사실도 발견했다. 이는 매우 중요한 발견으로, 젖산 역치 속도인 싱글벙글 페이스로 달리면 누구나 마라톤을 완주할 수 있다는 가설을 세울 수 있는 근거가 된다. 나는 원래 달리기를 무척 싫어했지만, 패럴 연구팀의 연구를 접하고 난 뒤 마라톤이 흥미롭게 느껴지기 시작했다.

내가 처음으로 마라톤 풀코스를 경험한 것은 서른일곱 살 때였다. 그 동기는 '과도한 운동 스트레스는 신체에 좋지 않다'라는 가설을 세우고 입증하려는 것이었다. 나는 마라톤을 '과도한 스트레스'로 설정하고 남성 호르몬 분비에 미치는 영향을 연구하기 위해 스스로 실험 대상자가 됐다. 실제로 결승선을 통과했을 때 나는 기진맥진한 상태였고 다시는 마라톤에 도전하지 않겠다고 마음먹었다. 당시에는 싱글벙글 페이스로 속도를 조절한다는 개념이 없어서 그저 적당히 뛰다가 벌어진 결과였다. 꽤 많은 훈련을 한 뒤 경기에 참여했지만, 시간은 4시간 11분을 기록했다.

그 후 9년이 지나면서 체중이 늘어나 주말에 5킬로미터 정도를 싱글벙글 페이스로 달리기 시작했다. 그러던 중 패럴 연구팀의 연구를 접하고 처음으로 젖산 역치에 해당하는 속도를 측정해봤다. 패널 연구팀이 보고한 데이터에서는 마라톤의 평균 속도와 젖산 역치의 속도가 매우 비슷하다고 했는데, 자세히 살펴보니 마라톤의 평균 속도가 시속 0.7킬로미터 빠르다고 되어 있었다. 이를 토대로 나는 싱글벙글 페이스에서 시속 0.7킬로미터 정도 빠른 속도로 마라톤을 뛸 수 있다는 가설을 세웠다. 이런 가설을 나에게 대입하여 계산해보니 마흔여섯 살이던 당시에 무려 3시간 30분에서 3시간 50분 사이를 기록할 수 있다는 계산이 나왔다. 3장에서 살을 빼면 얼마나 빨리 달릴 수 있는지에 대해 다뤘는데, 젖산 역치 또한 살을 빼면 높아질 수 있다는 가능성을 보인 것이다.

이렇다 할 연습도 하지 않은 채 나는 싱글벙글 페이스로 마라톤 풀코스에 도전했다. 그 결과 예상대로 3시간 30분 3초 만에 마라톤을 완주할 수 있었다. 그다음 해에는 체중을 10킬로그램 감량했고 예상대로 서브3를 달성했다. 그 후 꾸준히 훈련을 이어가며 노력한 결과 마라톤 개인 기록이 2시간 38분 48초까지 단축됐다.

마라톤을 뛸 때마다 잰 나의 젖산 역치값을 패널 연구팀의 데이터에 추가한 그래프가 바로 그림 4-5다. 여기에 일반 러너들이 싱글벙글 페이스로 달렸을 때의 기록도 추가했다. 참고

그림 4-5 마라톤 평균 속도와 정비례하는 젖산 역치 속도

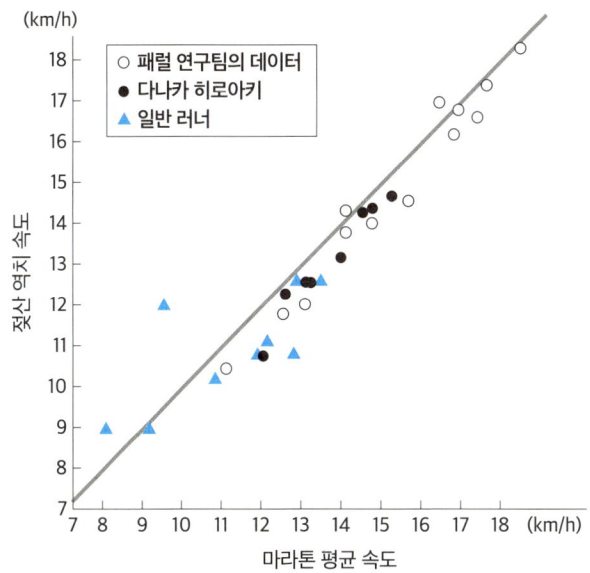

일반 러너와 엘리트 러너의 데이터를 집계해보면 젖산 역치와 마라톤 평균 속도 사이에 높은 상관관계가 있음을 알 수 있다. [패럴 연구팀의 1978년 데이터에 후쿠오카대학교 신체활동연구소 자료를 추가함]

로 참가자 대부분이 개인 신기록을 세웠다. 그림을 보면 일반 러너는 물론 엘리트 러너까지 싱글벙글 페이스 또는 그보다 약간 더 빠른 속도로 마라톤을 완주했다는 사실을 안 수 있다.

마라톤 중에 다리가 무거워지는 이유

마라톤 경기는 30킬로미터를 넘어선 시점부터 슬슬 승패가 갈리기 시작한다. 그림 4-6은 마라톤 풀코스 개인 기록 2시간 21~24분을 보유 중인 선수 네 명의 2013년 후쿠오카 국제 마라톤 대회 출전 당시 속도 조절 상황을 비교한 것이다.

각 선수의 개인 최고 기록은 YM이 가장 느린 2시간 24분대였고, 그 외의 선수들은 2시간 21~22분대였다. 그래프를 보면 알 수 있듯이, YM을 제외한 선수들은 대회 초반에 매우 빠른 속도로 달렸다. 그 결과 30킬로미터 지점을 지나면서 속도가 떨어졌다.

반면 YM은 자신의 속도를 유지하면서 30킬로미터 지점 이후에도 속도를 줄이지 않았고, 결국 40킬로미터 지점에서 다른 선수들을 전부 따라잡은 후 가장 일찍 결승선을 통과했다. 경기 기록이 개인 최고 기록에는 약간 뒤졌지만, 충분히 실력을 발휘한 경기였다고 볼 수 있다.

YM보다 개인 최고 기록이 2~3분이나 더 빠른 세 명의 선수는 오히려 기량을 제대로 발휘하지 못했다. 도대체 이들에

그림 4-6 러너 네 명의 마라톤 풀코스 속도 조절 비교

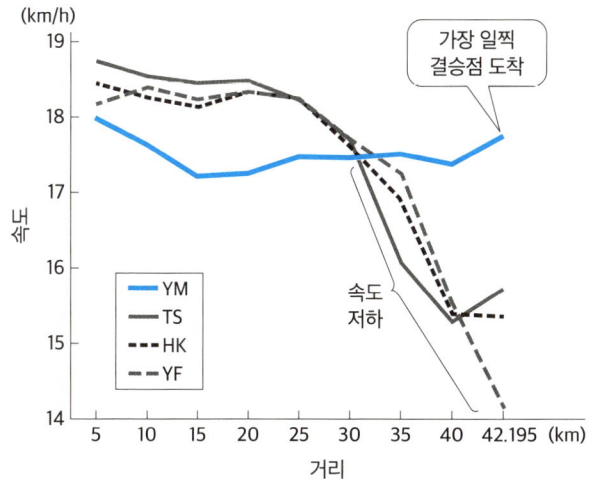

2013년 후쿠오카 국제 마라톤 대회의 결과. YM의 개인 최고 기록은 나머지 세 선수보다 2~3분 느렸지만 일정한 속도를 유지했고 이번 경기에서는 가장 일찍 결승선을 통과했다. 경기 초반에 속도가 너무 빨랐던 선수 세 명은 경기 도중에 갑자기 속도가 저하됐다. [후쿠오카대학교 신체활동연구소 자료에서 수정]

게 무슨 일이 일어난 것일까?

스웨덴의 카롤린스카 연구소Karolinska Institute에서는 운동 전 식사의 내용이 피로에 영향을 미친다는 연구 결과를 발표했다. 이 연구는 참가자들을 며칠간 지방·단백질 중심의 저탄

수화물 식사를 한 그룹과 탄수화물 중심의 고탄수화물 식사를 한 그룹으로 나눴다. 그런 다음 두 그룹에 같은 강도의 운동을 하게 한 후, 탈진하여 더 이상 움직일 기력이 없어질 때까지 운동을 지속하도록 지시했다. 결과를 보면 저탄수화물 식사를 한 그룹은 약 1시간 만에 탈진한 반면, 고탄수화물 식사를 한 그룹은 그보다 3배나 더 긴 시간 동안 운동을 지속했다.

이런 연구 결과를 바탕으로 1960년대부터 카롤린스카 연구소에서는 '근육생검법 muscle biopsy'이라는 획기적인 방법을 활용하여 당의 대사와 피로의 관계를 명확히 밝히기 위한 연구를 진행했다. 근육생검법은 원통형의 바늘을 골격근에 찔러 넣어 근육 조각을 작게 잘라낸 뒤 그 근육의 글리코겐 농도를 조사하는 방법이다. 참고로, 당은 우리 몸에 글리코겐으로 저장되어 있다.

연구에 따르면 운동 전 어떤 식사를 했든 상관없이, 장시간 운동을 하다가 탈진할 때는 항상 근육 내 글리코겐이 고갈되어 있다는 사실이 밝혀졌다. 즉, 글리코겐은 자동차의 연료인 가솔린과 같으며 마라톤 선수들이 30킬로미터 지점을 넘어서면서 속도가 급격히 떨어지는 이유는 연료, 즉 글리코겐이 고갈됐기 때문이라는 것이다.

운동 전 며칠 동안 탄수화물을 충분히 섭취하면 그러지 않았을 때보다 운동 지속시간이 3배나 늘어난다. 이는 근육 내 글리코겐 저장량이 평소보다 3배 증가하기 때문이다. 그래서 마라톤 선수들은 대회 전에 탄수화물을 집중적으로 섭취하는데 이를 '글리코겐 로딩'이라고 부른다(글리코겐 로딩을 하는 방법은 6장에서 자세히 다룬다).

에너지원은 체내에 어떻게 쌓일까?

우리 몸에는 지방 형태로 매우 많은 에너지가 축적돼 있다. 음식물에서 지방의 에너지는 1그램당 9칼로리지만, 체지방에는 수분이 포함돼 있으므로 체지방의 에너지양은 1그램당 약 7칼로리다. 예를 들어 체중이 60킬로그램이고 체지방률이 20%인 사람이라면 체지방량은 약 12킬로그램이다. 계산을 해보면 총 8만 4000칼로리의 에너지를 저장하고 있는 셈이다.

반면, 글리코겐은 지방과 비교하면 체내에 저장할 수 있는 양이 매우 적다. 간에 약 100그램, 근육에 약 500그램이 쌓여 있을 뿐이다. 음식물로 섭취한 당 에너지는 1그램당 4칼로리며 당은 우리 몸에 포도당 형태로 흡수된다. 원소가 하나로 구성된 홑원소 물질인 당(포도당)은 단독으로 존재하면 단백질과 화학반응을 일으켜 에너지원으로 사용할 수 없다. 이에 따라 당은 우리 몸에 들어오면 염주 모양으로 길게 이어진 형태의 글리코젠이 되어 저장된다. 이때 글리코젠 1그램당 약 3그램의 물이 동반되므로 600그램의 글리코젠을 저장하기 위해서는 체중이 추가로 1.8킬로그램 늘어난다. 축적된 당의 에너지양은 무게로 따지면 1그램당 1칼로리로, 지방의 7분의 1밖에 되지 않는다. 만약 12킬로그램의 지방 에너지를 모두 당으로 저장하려면 84킬로그램의 물을 추가로 저장해야 한다. 하지만 이는 불가능하므로 인간은 음식에서 섭취한 여분의 에너지를 지방으로 전환하여 저장하는 시스템을 갖추고 있다.

당은 지방보다 저장에 불리한 측면이 있지만, 인간에게 없어서는 안 될 에너지원이다. 특히 당은 뇌와 신경계의 주요 원료로 사용되며, 싸우거나 도망치는 등 순간적으로 강한 힘을 내야 할 때는 당을 분해한 에너지만 사용할 수 있다.

근육에 저장된 글리코젠양은 약 30킬로미터를 달릴 수 있는 수준이다. 한편 간에 저장된 글리코젠은 주로 혈당을 유지하는 역할을 하며, 뇌와 신경계의 에너지원으로 사용된다. 즉 우리가 달릴 때 간의 글리코겐은 거의 사용되지 않고, 대부분 근육 내 글리코겐이 에너지원으로 소비된다.

하이브리드 자동차처럼 효율적으로 달려라

하이브리드 자동차는 전기를 활용하여 모터로 먼저 가속한 뒤, 연료 효율이 좋은 속도가 되면 엔진으로 전환하여 가솔린을 연료로 사용하므로 연비 효율이 매우 좋다. 토요타의 최신형 하이브리드 자동차 프리우스의 연비는 리터당 약 40킬로미터에 육박한다. 우리 몸도 하이브리드 자동차와 비슷한 방식으로 에너지를 사용한다. 자동차의 전기 모터는 지방, 가솔린 엔진은 글리코겐이라고 생각하면 된다.

마라톤처럼 오래 달리는 운동을 하면, 글리코겐이 고갈되어 우리 몸에 피로가 쌓인다. 그런데 글리코겐을 아껴 쓰고 지방을 최대한 많이 사용하면 더 오래, 더 빠르게 달릴 수 있다. 일반인은 운동 강도가 최대 산소 섭취량의 50% 정도일 때, 지방과 글리코겐을 반반씩 사용하여 에너지를 생성한다. 하지만 강도가 높아질수록 점점 더 글리코겐에 의존하게 되고, 최대 산소 섭취량의 80%를 넘으면 거의 글리코겐만 사용하게 된다. 쉽게 말하자면 천천히 달릴수록 지방을 많이 쓰고, 빠르게 달릴수록 지방을 덜 사용하게 된다.

여기서 중요한 점은 일반인의 싱글벙글 페이스는 최대 산소 섭취량 50% 정도의 운동 강도 이후부터 지방 에너지 사용의 비율이 낮아지기 시작한다는 것이다. 그에 비해 경험이 많은 베테랑 러너들은 같은 강도에서도 지방을 더 많이 사용하며, 최대 산소 섭취량의 70~80% 강도에서도 지방을 사용할 수 있다. 즉, 베테랑 러너의 싱글벙글 페이스는 최대 산소 섭취량의 70~80%가 된다.

그림 4-7은 러닝 속도와 당·지방 연소량과 젖산 농도의 관계를 보여준다. 운동할 때 사람이 내쉬는 숨을 모아서 그 안에 산소와 이산화탄소가 얼마나 들어 있는지 측정했다.

운동 강도가 점점 높아지면 젖산이 급격히 증가하는 지점이 있는데 이 속도를 젖산 역치라고 한다. 그림을 보면 이 속도에서 지방을 에너지원으로 사용하는 비율이 줄어들고, 그 대신 당 에너지를 사용하는 비율이 올라가기 시작하는 것을 알 수 있다. 젖산 역치 속도는 웃으면서 편하게 달릴 수 있는 속도, 즉 싱글벙글 페이스와 거의 같다. 이 속도로 달리면 몸

그림 4-7 러닝 속도, 당·지방의 에너지 소비량, 젖산 농도의 관계

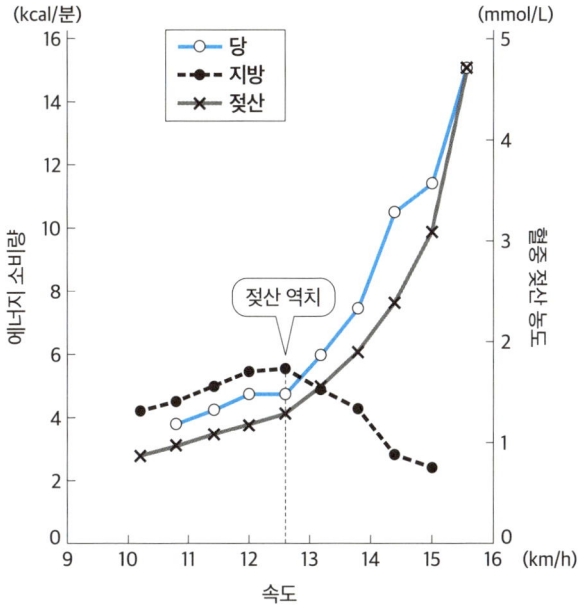

지방의 에너지 소비량이 줄어들기 시작하는 지점과 당의 에너지 소비량 및 젖산 농도가 올라가기 시작하는 지점이 거의 일치한다(그림에서는 시속 12킬로미터와 13킬로미터 사이). 이 구간이 바로 싱글벙글 페이스다. [후쿠오카대학교 신체활동연구소 자료에서 수정]

이 지방을 가장 효율적으로 사용하며, 글리코겐을 아끼면서도 최대한 빠르게 달릴 수 있다. 마치 하이브리드 자동차가 전기와 연료를 적절히 사용하며 최고의 연비를 내는 것처럼, 우리

몸도 싱글벙글 페이스를 유지하면 에너지를 가장 효율적으로 사용할 수 있다는 뜻이다.

지근섬유를 사용하라

근육은 맨눈으로는 구별할 수 없는 아주 가는 근육 섬유들이 모여서 만들어졌다. 길고 가느다란 머리카락을 여러 가닥 모아 묶은 모습을 떠올려보면 이해하기 쉬울 것이다. 근육 섬유에는 척수에서 나온 신경이 연결되어 있어서 뇌에서 내린 명령이 전달된다. 한 개의 신경은 적게는 몇 개부터 많게는 1000개 이상의 근육 섬유를 조절할 수 있다. 하나의 신경과 그 신경이 조절하는 근육 섬유들을 운동 단위라고 부른다(그림 4-8).

참고로 육지에 인접한 바다에 사는 도미와 넙치는 살이 흰색이고, 먼 대서양에 서식하는 참치는 살이 붉은색이다. 이런 색깔 차이는 미오글로빈myoglobin이라는 붉은색 단백질이 얼마나 있는지에 따라 생겨난다. 미오글로빈은 혈액에서 산소를 운반하는 헤모글로빈hemoglobin과 비슷한 역할을 하는데, 살이 붉은 생선의 근육은 미토콘드리아의 기능이 활발하여 지구력이 뛰어나다. 반면 도미나 넙치와 같은 흰살생선의 근육은 미

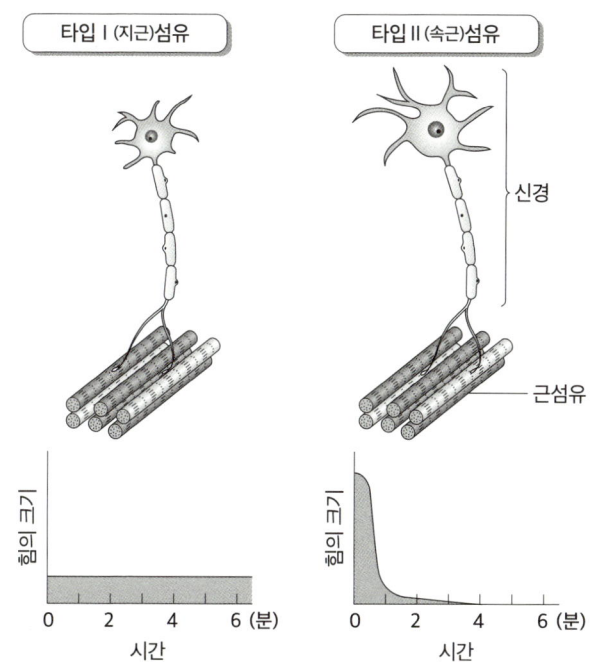

그림 4-8   지근섬유와 속근섬유

왼쪽의 타입 I (지근)섬유는 큰 힘은 내지 못하지만 쉽게 지치지 않고, 오른쪽의 타입 II (속근)섬유는 큰 힘은 낼 수 있지만 쉽게 지친다. 슬로 조깅은 타입 I (지근)섬유를 사용한다. [Nolte, J, The Human Brain, 2002에서 수정]

토콘드리아의 기능이 높지는 않지만, 순간적으로 빠르고 강한 힘을 내는 데 유리하다.

인간의 근육은 말하자면 이 두 종류 생선의 특징을 모두 가진 근섬유가 한데 엉켜 있다. 그중 수축 속도가 느리지만 쉽게 피로해지지 않는 근육을 '타입 I 섬유(지근섬유 slow-twitch muscle)', 수축 속도가 빠르고 강한 힘을 낼 수 있지만 쉽게 피로해지는 근육을 '타입 II 섬유(속근섬유 fast-twitch muscle)'라고 한다. 싱글벙글 페이스로 하는 운동은 주로 타입 I (지근)근육을 사용한다. 큰 힘을 내지는 못하지만, 오래 버틸 수 있는 근육을 주로 사용하므로 쉽게 지치지 않는다.

달리면 왜 옆구리가 아플까?

달리다 보면 옆구리가 아플 때가 있다. 나도 학창 시절에 자주 경험했지만, 마흔여섯 살 때부터 달리기를 시작한 이후 20년 동안은 한 번도 그런 적이 없었다. 또한 내가 지난 11년 동안 약 2000명에게 러닝을 가르쳤는데, 수강생들도 같은 증상을 경험한 사람은 없다. 비결이 뭘까?

운동 중에 복통을 경험한 사람의 비율을 연령별로 조사한 연구가 있다. 그에 따르면 달리기 중 복통을 경험하는 비율은 나이에 따라 달랐다. 젊은 사람일수록 옆구리 통증을 더 많이 경험하고, 마흔 살 이후에는 발생 빈도가 줄어들었다. 이유는 확실하지 않지만, 무리하게 달리는 것과 관련이 있을 가능성이 크다.

복통이 일어나는 원인으로는 첫째, 달리기 전에 너무 많이 먹거나 마시는 것을 꼽을 수 있다. 예를 들어 마라톤 도중 급수대에서 물을 마신 직후 옆구리가 아팠다는 보고가 있다. 이를 예방하기 위해서는 되도록 운동 전에는 식사를 일찍 하는 편이 좋다. 최소 2시간 전, 가능하면 3~4시간 전에 먹는 것이 좋다.

다음으로는 횡격막과 위장, 소장 등에 혈액이 원활히 공급되지 않아 우리 몸의 물질대사에 필요한 산소와 포도당이 부족해졌기 때문이다. 이런 증상이 일어나는 이유는 복막에 염증이 생겼기 때문이라고 보는 주장이 가장 신뢰할 만하다. 너무 빠른 속도로 달리면 내장으로 가는 혈액이 극단적으로 줄어들면서 통증이 생길 가능성이 있다.

달리다가 옆구리가 아플 때는 천천히 심호흡을 하거나 아폰 부위를 손으로 누르면 증상이 완화된다는 연구가 있다. 그러나 무엇보다 중요한 것은 무리하지 않는 것이다. 통증이 생겼다면 달리기를 멈추고 잠시 쉬었다가 몸 상태가 회복되면 다시 달려보자.

러너스 하이의 비밀

러닝을 하다 보면 기분이 아주 좋아지는 순간이 찾아올 때가 있다. 특히 슬로 조깅을 꾸준히 한 사람들 중에 이런 경험을 하는 이들이 많다. 산을 오를 때도 비슷한 현상이 나타난다고 하는데, 이를 러너스 하이 또는 하이킹 하이hiking high라고 부른다. 이런 기분 좋은 상태는 어떤 원리로 발생하는 걸까?

러너스 하이는 뇌의 내인성 칸나비노이드 시스템endocannabinoid system과 관련이 있다는 사실이 밝혀졌다(독일 하이델베르크 대학교 요하네스 퍼스Johannes Fuss 박사 연구팀, 2015). 이는 마리화나를 흡입했을 때 기분이 좋아지는 원리와 같은 구조라고 한다.

인간의 몸에서도 마리화나와 유사한 물질이 생성된다는 사실이 밝혀진 것이 1990년대의 일이다. 놀랍지 않은가? 이후 연구자들은 이 물질이 운동과 어떤 관계가 있는지에 주목하기 시작했다. 이제는 혈액 속 마리화나 유사 물질의 농도를 측정할 수 있게 됐고, 어떤 조건에서 증가하는지에 관한 연구가 진행되고 있다.

그 결과 매우 흥미로운 사실이 밝혀졌다. 빠르게 달리는 고강도 러닝이나 단순한 걷기에서는 마리화나 유사 물질의 농도가 증가하지 않았다. 하지만 천천히 달리는 슬로 조깅을 할 때만 마리화나 유사 물질의 농도가 크게 증가했다(데이비드 A. 라이클렌David A. Raichlen 박사 연구팀, 2013). 그렇더라도 오래 달려야만 러너스 하이를 경험할 수 있다고 생각할 수 있는데, 최근 연구에서는 단 20분 정도의 슬로 조깅만으로도 마리화나 유사 물질이 분비된다는 사실이 밝혀졌다.

많은 사람이 슬로 조깅을 하면 기분이 좋아지고 운동이 즐겁다고 느낀다. 이는 단순히 기분 탓이 아니라 실제로 뇌에서 행복을 느끼게 하는 물질이 생성되기 때문이다.

인류는 아주 오래전부터 사냥하며 생존해왔다. 사냥을 위해서는 오랫동안 달리는 능력이 필수적이었다. 인류가 그 힘든 과정을 견딜 수 있었던 것은 바로 우리 몸에서 자연적으로 생성되는 마리화나 유사 물질 덕분이었을 것이다.

> **레벨업 포인트 2**
>
> ## 나의 싱글벙글 페이스를 정확히 측정하려면?

 싱글벙글 페이스를 정확히 측정하려면 어떻게 해야 할까? 싱글벙글 페이스는 개인차가 크다. 그러므로 개인별로 각자의 싱글벙글 페이스를 정확히 측정하는 것이 가장 좋다. 이를 위해서는 두 가지 방법이 있다.

 첫 번째는 다양한 속도에서 달려본 뒤 혈액 속 젖산 농도를 측정하는 것이다. 그러나 혈액을 자주 채취해야 하므로 연구실에서는 사용할 수 있지만, 평소에 일반인이 사용하기는 다소 어려운 방법이다. 두 번째는 호흡 가스를 분석하는 것이다. 운동 중 들이마신 산소와 내뱉은 이산화탄소의 양을 측정하면, 몸이 에너지를 어떤 비율로 사용하고 있는지 알 수 있다. 하지만 이 방법도 장비가 필요하고 비용이 많이 든다.

 두 가지 방법 모두 심장 질환이 있는 환자에게 재활치료 목적으로 처방되는 내용이므로 일반적인 방법이라고 볼 수 없다. 심장 재활치료를 하는 병원조차 비용상의 문제로 제대로 된 측정법이 아니라 간단하게 개량한 측정법을 채택하는 곳이 많다.

우리 연구팀은 이런 문제를 해결하기 위해서 25년에 걸쳐 연구를 거듭해왔다. 그 결과 심장 소리와 심박수를 이용한 측정법을 개발했다. 운동을 하면 교감신경이 활성화되면서 심장에 부담이 가는데, 젖산 수치와 심장의 반응이 밀접하게 관련돼 있다는 점을 이용한 것이다. 이런 가설을 아주 오래전에 세웠음에도 잡음 탓에 심장 소리를 깨끗하게 들을 수 없어 무척 고생했다.

우리 연구팀은 시간을 들여 연구를 거듭한 끝에 심장 소리와 심박수를 이용한 측정법을 완성했다. 방법이 까다롭지도 않다. 가슴에 전극과 심장 소리 센서를 부착한 후 운동을 하면, 몸에 무리가 가지 않는 최적의 운동 강도를 정확하게 측정할 수 있다. 그림 4-9에서 볼 수 있듯이, 운동 부하에 따라 젖산과 아드레날린의 반응에 심장 소리와 심박수를 곱한 값이 매우 비슷하게 나온다. 이 방법은 기존의 복잡한 검사와 비교해도 정확도가 떨어지지 않으면서 비용과 시간이 훨씬 절약

된다.

현재 일본의 야마구치현 야나이시에서는 고령자들의 싱글벙글 페이스를 측정하고, 그에 맞는 속도로 슬로 조깅을 하도록 돕는 건강 증진 프로그램을 운영하고 있다.

그림 4-9 운동 부하 증가에 따른 심박수·심장 소리 진폭의 변화

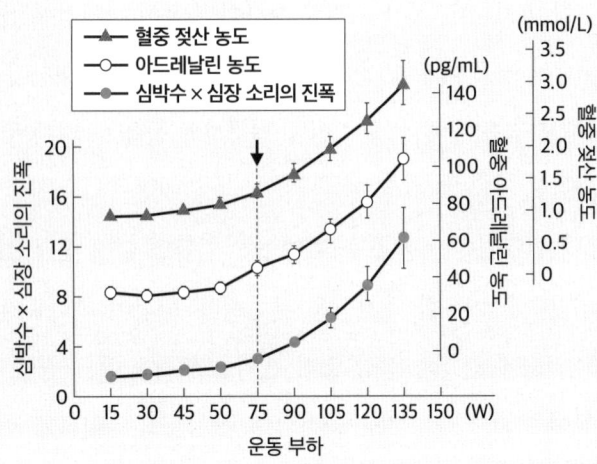

심박수와 심장 소리의 진폭을 곱한 값과 혈중 아드레날린 농도, 혈중 젖산 농도의 변화를 비교하면 거의 일치한다. 이 그림에서 화살표로 표시한 '75W의 부하' 부근이 싱글벙글 페이스라는 것을 알 수 있다. [다나카 외, Circ J, 2013에서 수정]

5장

42.195km, 완주에 도전하다

마라톤을 위한 트레이닝

초보 러너도 슬로 조깅을 최소 3개월만 하면 마라톤 풀코스를 완주할 수 있고, 베테랑 러너라면 서브3도 더 이상 꿈이 아니다. 이번 장에서는 마라톤 대회를 대비해 어떤 훈련을 해야 하는지 구체적으로 알아보자.

여기까지 읽었다면 이제 당신도 마라톤 풀코스에 도전할 준비가 끝난 것이다. 마라톤 풀코스 완주가 그렇게까지 어려운 일은 아니라는 것을 이해했길 바란다. 42.195킬로미터를 완주하기 위해서는 싱글벙글 페이스를 유지하며 달리면 된다.

건강을 유지하기 위해 달리기를 시작한 사람도 지금까지 소개한 이론을 이해했다면 본인 역시 마라톤 풀코스를 완주할 수 있을지도 모른다는 생각을 해봤을 것이다.

'마라톤 풀코스에 도전해볼까?'라는 생각이 조금이라도 들었다면 부디 꼭 한번 도전해보길 바란다. 마라톤 풀코스를 뛰면 매우 상쾌하고 자신감마저 생긴다. 이런 성취감은 마라톤 풀코스를 직접 뛰어본 사람만 맛볼 수 있다.

최근 들어 마라톤 대회의 인기가 점점 높아지고 있다. 도쿄 마라톤은 참가자가 해마다 증가하더니 2017년에 개최된 대회에서는 32만 명을 넘어섰다. 참가 신청만 하고 실제론 출전하지 않는 사람도 많지만 달리는 데 조금 자신이 붙었다면 우선은 큰맘 먹고 몇 개 대회에 참가 신청을 해보는 것도 좋다. 신청일부터 대회 당일까지는 대체로 몇 개월 정도의 시간이 있다. 그사이에 꾸준히 운동해서 대비하면 된다. 오히려 대회 참가라는 좋은 목표가 생긴 덕분에 꾸준히 운동을 할 수 있다.

지금까지 전혀 뛰어본 적이 없는 사람이어도 3개월만 꾸준히 달리면 마라톤을 완주할 체력이 생긴다. 나는 '호놀룰루 마라톤을 완주하자'라는 이름의 공개강좌를 10년 이상 이어오고 있다. 보통 7월부터 훈련을 시작하는데, 그때까지 한 번도 달리기를 해본 적 없는 중·장년층 중에서도 12월에 열리는 호놀룰루 마라톤에서 결승선을 통과하며 감동의 눈물을 흘리는 분들이 많다. 어떤 분은 70세가 되는 기념으로 참가하여 멋지게 완주하기도 했다.

이미 달리기를 꾸준히 해온 사람이라면 서브3라는 목표도 더 이상 꿈이 아니다. 자신의 실력에 맞춰 목표를 세워보자. 그럼 이제 대회를 위한 훈련법을 소개하겠다.

얼마나 달려야 할까?

초보 러너라면 슬로 조깅을 시작하고 3~6개월 정도가 지난 뒤 마라톤 풀코스에 도전하기를 추천한다. 갑자기 마라톤 풀코스에 도전하기가 주저되는 사람은 일반인을 대상으로 하는 5킬로미터, 10킬로미터의 중·장거리 대회나 하프 마라톤부터 시작해보고 조금씩 더 긴 거리의 대회에 도전하는 것도 좋다.

42.195킬로미터는 매우 긴 거리지만 싱글벙글 페이스로 1시간을 무리 없이 달릴 수 있게 되면 마라톤 풀코스를 완주할 수 있는 체력은 완성된다. 예를 들어 지금까지 달리기를 아예 해본 적 없는 사람도 100미터 정도는 슬로 조깅과 걷기를 번갈아 하며 뛸 수 있을 것이다. 이런 훈련을 몇 주에 걸쳐 꾸준히 하면 걷기를 빼고 처음부터 끝까지 오직 슬로 조깅으로만 뛸 수 있게 된다. 이렇게 하루에 30~60분, 1주일에 총 180분 이상의 운동을 3~6개월간만 하면 거의 다 한 것이나 다름없다. 거리로 얘기하자면 1주일에 총 20~30킬로미터의 러닝을 3개월간 꾸준히 해보자. 그러면 마라톤 풀코스를 달릴 수 있는 체력이 충분히 만들어진다. 이때 본인의 싱글벙글 페

이스, 즉 슬로 조깅의 속도는 시속 6~8킬로미터가 될 것이다.

한 번이라도 마라톤 풀코스를 완주했다면 다음 단계로 매주 40~50킬로미터를 꾸준히 달리는 것이 중요하다. 그리고 본인의 완주 기록을 3시간 30분 내로 끊거나 일반인 러너의 꿈인 서브3를 달성하고자 하는 사람은 매주 70킬로미터를 달리는 것을 목표로 해야 한다. 기본 훈련은 여유롭게 달릴 수 있는 '덩실덩실 페이스'를 기준으로 하고 여기에 더해 지난 마라톤 대회에서의 평균 속도와 다음 대회의 목표 속도로 훈련을 병행하는 것이 좋다.

기록을 단축하는 데 가장 중요한 것은 불필요한 체지방을 줄이는 것이다. 이를 위해서는 즐겁게, 그리고 긴 거리를 달리는 것이 효과적이다. 그리고 일주일에 2~3회는 다음 마라톤 목표의 속도로 60분 정도 달리거나 뒤에 설명할 인터벌 트레이닝(1000미터 × 5~10회)을 하는 편이 좋다.

목표 시간
설정 방법

마라톤 완주 목표 시간을 정할 때 대회에 처음 출전하는 사람은 본인의 싱글벙글 페이스를 기준으로 하자. 즉, 싱글벙글 페이스로 처음부터 끝까지 일정한 속도를 유지하며 마라톤 풀코스를 완주할 수 있도록 계획을 세워보는 것이다.

이미 마라톤을 완주한 경험이 있는 사람은 이전 대회 때보다 체중이 빠졌다면 그림 5-1과 같이 감량한 비율만큼 목표 시간을 단축해서 설정해보자. 예를 들어 체중이 70킬로그램일 때 6시간 만에 완주했던 사람이 65킬로그램이 됐다면, '6시간 × (65/70) = 5.57시간', 다시 말해 5시간 34분을 목표 시간으로 설정하면 된다.

그림 5-1 마라톤 목표 시간 계산법

체중이 빠졌을 때의 목표 시간

이전에 경기에 출전한 경험이 있는 사람은 다음 식에 대입하여 목표 시간을 설정한다.

$$\text{마라톤 풀코스의 이전 기록} \times \frac{\text{현재 체중}}{\text{이전 기록을 냈을 때의 체중}} = \text{이번 대회의 목표 시간}$$

또는 최대 산소 섭취량이 10% 상승했다면 마라톤 풀코스에서 40분 정도 빨리 달릴 수 있다. 최대 산소 섭취량이 우리 몸의 지구력을 좌우하기 때문이다. 전보다 확실히 체력이 좋아졌다는 생각이 든다면 그만큼 시간을 단축해 설정해도 좋다.

마라톤에서 일정한 속도로 달리는 것은 매우 중요하다. 훈련을 열심히 하면 적당한 속도를 유지하면서 달릴 수 있게 된다. 예를 들어 거리 표시가 있는 길이나 한 바퀴의 거리를 알 수 있는 공원 같은 곳에 설치된 러닝 코스에서 시간을 재면서 훈련하면 좋다.

또한 스마트폰을 활용하는 방법도 추천한다. 요즘은 러닝 전용 앱도 많이 출시됐으니 그런 앱을 이용하거나 러닝 전용 손목시계를 사용하자. 1킬로미터마다 달리는 속도를 확인할 수 있고 기록도 남아서 아주 편리하다.

대회를 준비하는 운동 루틴

지금까지 전혀 달려본 적이 없는 분들을 위해 마라톤 완주까지의 구체적인 훈련 방법을 설명하겠다.

먼저, 아침에 10분 일찍 일어나서 러닝을 시작하자. 이유는 나중에 설명하겠지만, 반드시 아침 식사 전에 달려야 한다. 방법은 아주 간단하며 특별한 준비운동도 필요 없다. 달릴 때의 착지 자세는 물론 앞꿈치 착지(그림 2-3 참고)다. 앞꿈치 착지에 익숙해지기 위해서 우선 달리기를 하기 전에 매번 제자리걸음과 제자리뛰기를 가볍게 하며 몸의 움직임을 확인하자.

그다음 평소 걷는 속도보다 약간 느린 속도로 천천히 달리기 시작한다. 처음에는 보폭을 신발 길이의 절반 정도로 짧게 유지한다. 마치 땅을 자근자근 밟는 느낌으로 하면 된다. 1분에 40~50미터 정도 나아가는 속도로 천천히 달리기 시작하자. 생각했던 것보다 느리게 느껴질 수 있지만, 발의 움직임을 잘 확인하며 15초 동안 45보 이상 걷는 것을 목표로 하자.

이때 발을 강하게 차올리는 것이 아니라 공이 튀듯이 땅에서의 반발력을 이용해 자연스럽게 앞으로 나아가야 한다. 착지 후에는 즉시 허벅지를 들어올리되, 무릎을 너무 높이 들지 않고 자연스럽게 움직이는 것이 중요하다.

이 속도에 익숙해지면 조금씩 보폭을 넓혀가자. 달리기 속도는 표 2-1의 주관적 운동 강도를 기준으로 10~12가 되는 속도를 유지하자. 이렇게 5분 동안 달린 후, 같은 거리만큼 다시 돌아온다. 즉, 처음에는 매일 아침 10분 동안 달리는 습관을 들이는 것이 목표다.

이 훈련을 매일 반복하면 처음에는 1분에 40~50미터 정도밖에 못 가지만, 힘든 정도는 그대로인데 점점 1분에 70~80미터, 100~120미터까지 달릴 수 있게 될 것이다.

물론 달리지 못하는 날도 있을 것이다. 그런 날이 있더라도 신경 쓰지 말자. 부담을 갖지 않는 것이 꾸준히 달릴 수 있는 비결이다. 이렇게 2~3주가 지나면 주말에는 같은 속도로 달리되 30분~60분 동안 쉬지 않고 쭉 달리는 운동을 추가해 보자.

어디서 달려야 할까?

러닝은 장소를 가리지 않고 어디서든 할 수 있다는 장점 또한 있다. 짧은 거리를 반복해서 달린다면 심지어 집 안에서도 할 수 있다.

먼저, 집 주변에서 차량 통행이 적은 길을 찾아 1~2킬로미터의 순환 코스를 정해보자. 매일 같은 곳에서 달리면 질릴 수 있으니, 여러 개의 코스를 준비하는 편이 좋다. 러닝이 습관으로 자리 잡으면 한 번에 5~10킬로미터까지도 달릴 수 있게 된다.

요즘에는 어딜 가나 공원이 잘 조성돼 있으니 이런 장소도 찾아보자. 지자체별로 경쟁이나 하듯이 녹지와 휴식 공간을 마련해두는데 러너들에게는 더없는 기회다. 이곳들은 달리기에 최적의 환경을 갖추고 있다. 주말에는 모르는 동네를 찾아가 가볍게 슬로 조깅을 하며 관광을 즐기는 것도 좋은 방법이다. 또한 전국에는 러너들이 많이 찾는 인기 코스가 많다. 게다가 옷을 갈아입거나 샤워할 수 있는 편의시설까지 갖춰져 있으므로 매우 편리하다. 그런 장소에서 달리면 자연스럽게 더 오래, 더 멀리 달리게 될 것이다.

서서히 달릴 수 있는 거리가 늘어나서 평소엔 전철이나 차로만 갈 수 있었던 장소에 직접 뛰어서 갈 수 있게 되면 신선한 느낌과 함께 성취감까지 맛볼 수 있을 것이다.

야외에서 달리든 헬스장 러닝머신에서 달리든, 운동 효과에는 차이가 없다. 특히 러닝머신에는 속도 표시 기능이 있어서 일정한 속도로 달리는 연습을 하기에 좋다. 각각의 장점을 잘 활용하면서 다양한 방법으로 러닝을 즐기길 바란다.

인터벌 트레이닝

러닝과 러닝 사이에 아주 느린 슬로 조깅을 끼워 넣는 인터벌 트레이닝도 추천한다. 러닝은 일정한 속도로 달리기 때문에 자칫 지루해질 수 있다. 하지만 인터벌 트레이닝을 하면 색다른 자극이 되어 러닝이 더 재밌게 느껴질 것이다.

인터벌 트레이닝이란 목표로 하는 마라톤 대회의 평균 속도로 1000미터를 빠르게 달린 후, 500~1000미터를 천천히 달리길 5~10회 반복하는 훈련을 말한다. 이런 방식으로 훈련하면 적당한 부담이 몸에 가해져서 젖산 역치를 약간 높일 수 있으며 근육과 심폐 기능이 강화된다. 또한 다음 마라톤에서 목표로 하는 속도에도 익숙해질 수 있으므로 일석이조 훈련법이라고 할 수 있다.

이 외에도 200~300미터의 언덕을 빠르게 달린 후, 약 4~5분간 충분히 쉬기를 4~6회 반복하는 훈련도 있다. 이런 훈련은 전체 주행거리는 짧아도 1시간 이상 일정한 속도로 달리는 훈련과 비슷한 효과를 낼 수 있다는 사실이 밝혀졌다.

한편, 훈련을 하다가 무릎이 아프다면 아마도 뒤꿈치 착지로 달리고 있을 가능성이 크다. 그럴 때는 먼저 자신의 달리기 자세를 확인해보자. 앞꿈치로 착지하고 있는가? 만약 무릎 통증이 심하다면 잠시 러닝을 멈추고 자전거를 타거나 수영과 같은 운동으로 훈련을 이어가는 것이 좋다.

잘 달리려면 잘 먹어야 한다

평소 식사는 '저탄수화물·고지방 식단'을 기본으로 한다. 탄수화물 섭취를 줄이면 칼로리를 쉽게 조절할 수 있다. 또한 저탄수화물 식사를 한 상태로 운동을 하면 지방을 에너지원으로 쓰는 능력까지 향상된다. 저탄수화물·고지방 식단이란 총 섭취 칼로리의 30%를 탄수화물로, 50~60%를 지방으로 섭취하는 식단을 가리킨다. 예를 들어 하루에 2000칼로리를 섭취한다고 하면, 탄수화물에서 얻는 에너지는 600칼로리 정도가 된다. 이는 밥공기로 환산하면 약 2공기 반에 해당한다. 하지만 대회가 다가오면 탄수화물 섭취를 늘려야 한다. 총 섭취 칼로리의 60~70%를 탄수화물로 변경하는 것이 좋다(자세한 방법은 뒤에서 설명한다).

하루에 체중 1킬로그램당 1.5그램 이상의 단백질을 섭취하는 것이 좋다. 단백질은 생선과 두부 등을 중심으로 섭취하고 고기는 기름기가 적은 안심이나 닭가슴살 등을 선택하자. 단, 소고기의 안심은 지방 함량이 많으므로 주의해야 한다.

생선은 지방이 적은 도미나 광어를 추천하고, 오징어·문어·조개류 같은 해산물도 좋다. 또한 미네랄이 풍부한 해조류(김, 다시마, 미역 등)를 자주 섭취하는 것이 좋다.

채소도 충분히 먹어야 한다. 특히 비타민과 미네랄이 풍부한 색이 진한 채소를 많이 섭취하자. 채소를 살짝 데치면 맛있게 많이 먹을 수 있다.

동물성 지방에는 포화지방이, 마가린에는 트랜스지방이 많이 포함되어 있다. 이런 지방을 다량 섭취하면 몸에 해로운 '나쁜 콜레스테롤', 즉 LDL low density lipoprotein(저밀도 지단백) 콜레스테롤 수치가 올라갈 수 있으므로 가능하면 피하는 것이 좋다. 그 대신 불포화지방이 많이 함유된 올리브유와 같은 식물성 기름이나 생선 기름을 활용해보자.

디저트는 칼로리를 낮추면서 비타민도 섭취할 수 있는 과일을 먹자. 만약 달콤한 간식을 꼭 먹고 싶다면 작은 크기의 화과자 한 개와 함께 차를 마시는 정도로 조절하자.

빠르게 단백질을 보충하려면 단백질 보충제를 활용하는 것도 좋다. 또한 다양한 아미노산 영양제가 있는데, 그중에서도 특히 체내에서 합성할 수 없는 필수 아미노산인 BCAA branched-chain amino acid를 러닝 직전에 섭취하면 근육 손상을 줄이는 효과가 있다. 5그램 정도 섭취하면 충분하다.

식후 운동은 피하라

운동은 언제든 원하는 시간에 해도 되지만, 가능하면 식사 전에 하는 것을 원칙으로 삼자. 만약 식사 후에 운동할 경우, 식사를 끝내고 최소 2시간 이상 지난 후에 하는 것이 좋다. 식사 직후라면 가볍게 달리는 '덩실덩실 페이스'로 천천히 뛰어야 한다.

음식을 먹으면 우리 몸은 소화·흡수를 위해 혈액이 내장으로 집중된다. 최대 산소 섭취량의 40% 이하인 가벼운 운동까지는 내장으로 가는 혈액이 유지되지만, 그보다 강한 운동을 하면 그 혈류량이 줄어든다. 그러므로 식후에 무리한 운동은 금물이다 아침을 먹고 바로 출근길에 걷는 사람도 많을 것이다. 걷기는 가벼운 운동이므로 식후에 해도 전혀 상관없다. 마찬가지로 싱글벙글 페이스보다 느린 덩실덩실 페이스로 달린다면 식후에 해도 상관없다.

당뇨병 환자의 경우, 의사가 식후 30분쯤 혈당이 높을 때 운동을 하도록 권할 수도 있다. 이럴 때는 반드시 속도를 조절하여 덩실덩실 페이스로만 달려야 한다.

아침 공복
운동의 효과

엘리트 러너들은 반드시 아침 일찍, 공복 상태에서 훈련을 한다. 마라톤 풀코스를 목표로 하는 러너들은 아침부터 30킬로미터를 달리기도 한다.

공복 상태에서 그렇게 오래 달릴 수 있을지 걱정되는 사람도 많을 것이다. 실제로 어떤 선수에게 아침 공복 운동을 권했더니 배가 고파서 못 뛸 것 같다며 자신 없어 했다. 그래서 내가 이렇게 말했다.

"괜찮습니다. 아무것도 먹지 않고도 마라톤 풀코스를 완주할 수 있어요!"

며칠 후 그 선수에게 연락이 왔다.

"선생님, 정말 공복 상태에서도 뛸 수 있네요!"

당신도 시험 삼아 한번 해보면 공복 상태에서도 충분히 뛸 수 있다는 사실을 알게 될 것이다.

아침 일찍 공복 상태로 운동을 하면 왜 좋을까? 운동생리학 관점에서 보면 공복 러닝에는 매우 큰 장점이 있다. 우리 몸은 혈당이 높아지면 인슐린이 분비되어 당을 에너지원으로 우선 사용하게 된다. 그러나 이 인슐린은 지방 분해를 억제하는 기능도 가지고 있다. 공복 상태에서는 우리 몸의 인슐린 분비가 적어 지방의 분해가 활발해진다. 또한 공복 운동을 하면 지방 분해를 촉진하는 아드레날린의 분비가 증가한다는 연구 결과도 있다. 즉, 이른 아침에 공복 상태에서 달리면 더욱 효과적으로 지방을 에너지원으로 사용할 수 있으며, 지방 연소 능력이 향상된다.

지방을 쓰는
능력을 길러라

러너 중에서도 싱글벙글 페이스, 즉 젖산 역치 부근의 러닝 속도가 높은 사람일수록 마라톤을 더 빨리 완주할 가능성이 크다. 젖산을 쌓지 않고 달리는 능력이 중요하기 때문이다.

이 능력은 지방을 얼마나 효율적으로 연료화할 수 있는가에 달려 있다(4장 참고). 즉, 지방을 에너지원으로 잘 활용할 수 있는 사람일수록 젖산이 덜 쌓이고 더 오래 뛸 수 있다. 마라톤 같은 장거리 운동에서 피로의 주요 원인은 글리코겐의 고갈이다. 그런데 지방을 효과적으로 사용하면 글리코겐을 아껴서 더 오래, 더 빠르게 달릴 수 있다.

지방을 사용하는 능력은 사람마다 다른데 이 능력은 미토콘드리아의 기능에 좌우된다. 미토콘드리아에는 PDK$_{pyruvate\ dehydrogenase\ kinase}$라는 단백질이 있는데, 탄수화물 사용을 억제하고 지방 산화를 촉진하는 역할을 한다. PDK 단백질이 많으면 지방을 사용하는 능력이 향상된다.

한 흥미로운 연구에서 단식을 하거나 초저열량식을 섭취하면 근육 내 PDK 단백질이 증가한다는 사실이 밝혀졌다. 특히 골격근이 지방산에 자주 노출될수록 PDK를 합성하는 mRNA가 증가하는데, 이를 'PDKmRNA'라고 한다.

2005년에 호주 디킨대학교의 로라 J. 클러버튼$_{Laura\ J.\ Cluberton}$ 박사 연구팀은 아침에 공복 상태에서 운동한 그룹과 운동 직전 당분을 섭취한 그룹을 비교해봤다. 공복 상태로 운동하면 혈액 내 지방산 농도가 증가하고 PDKmRNA가 활발하게 생성됐다. 반면 당분을 섭취한 후 운동을 하면 인슐린 분비가 많아져 지방 분해가 억제돼 PDKmRNA가 생성되지 않았다. 이런 연구 결과를 통해 공복 상태로 운동하면 지방을 더 효율적으로 사용하는 능력이 향상된다는 사실을 확인할 수 있다.

또한 2011년 벨기에 루벤가톨릭대학교의 카렌 반 프로옌 Karen van Proeyen 박사 연구팀은 공복 운동과 식후 운동의 효과를 비교하는 연구를 진행했다. 이 연구에서는 공복 상태에서의 훈련이 지방 산화 능력을 향상시키고, 젖산이 쌓이지 않아 더 오래 달리게 하는 효과가 있다는 결과를 발표했다.

이상의 연구 결과를 종합해보면, 아침 공복 상태에서 훈련하는 것이 지방을 에너지원으로 쓰는 능력을 키우는 데 매우 효과적임을 알 수 있다. 마라톤을 목표로 하는 러너라면 공복 운동을 적극적으로 활용해보길 바란다.

식단과 격일 운동 병행하면
효과 2배

　탄수화물(당)을 적게 섭취하는 식사를 하면 지방의 연소 능력을 개선할 수 있다는 주장도 있는데, 실제로도 그렇다. 예를 들어 저탄수화물·고지방 식단을 단 1주일이라는 짧은 기간이라도 유지하면서 운동을 하면 러닝 중에 지방을 더 잘 태울 수 있는 몸이 된다는 사실이 밝혀졌다. 저탄수화물·고지방 식단을 유지하며 훈련하면 운동 중에 글리코겐(탄수화물)을 약 30% 아낄 수 있다는 사실도 밝혀졌다(호주 로열 멜버른 공과대학교 키안 위 요Kian Wee Yeo 박사 연구팀, 2008 등).

　또한 에너지원으로 탄수화물을 이용하기 어려운 상태에서 근육이 수축하면, 대체 에너지원인 지방을 더 효율적으로 사용하는 능력이 높아진다는 연구도 있다(덴마크 코펜하겐대학교 아네 K. 한센Anne K. Hansen 박사 연구팀, 2005).

　요 박사와 한센 박사의 실험은 다음과 같이 진행됐다. 우선 첫째 날, 양쪽 다리로 무릎 펴기 운동을 1시간 동안 실시한 후 한쪽 다리만 추가로 1시간 더 운동했다. 다음 날에는 첫째 날 추가 운동을 하지 않았던 다리만 1시간 운동하고 나머지 다리는 쉬게 했다. 이 방식으로 10주간 한쪽 다리는 매일 1시간씩 운동하고 반대쪽 다리는 이틀에 한 번 2시간씩 운동한 뒤 각각의 다리에서 미토콘드리아의 기능을 측정했다.

지방은 미토콘드리아 내에서 산화되어 에너지를 생성하는데, 이 과정에서 특정 효소의 활성이 증가하면 지방이 더 효율적으로 연소된다. 그리고 이 지방 대사 과정에서 생성된 물질이 탄수화물(포도당)의 분해를 억제한다는 사실도 밝혀졌다. 즉, 미토콘드리아의 기능이 향상되면 지방을 연소하는 능력도 함께 향상된다는 의미다.

결과적으로 양쪽 다리 모두 미토콘드리아의 기능은 높아졌지만, 이틀에 한 번씩 훈련한 다리에서 미토콘드리아의 기능이 좀 더 향상됐다. 일정한 부하를 주며 탈진할 때까지 무릎 펴기 운동을 실시한 결과 매일 운동을 한 다리는 일정 수준까지 개선됐고, 이틀에 한 번씩 훈련한 다리는 약 2배 더 오래 버틸 수 있게 됐다.

이 효과는 자전거 선수들의 훈련에서도 동일하게 나타났다(요 박사 연구팀, 2008). 이런 실험을 통해 알 수 있는 사실은 매일 훈련하는 것보다 이틀 치 훈련을 한 번에 몰아서 하고 다음 날 쉬는 것이 더 효과적이라는 것이다.

이상의 연구 결과를 바탕으로 할 때, 저탄수화물·고지방 식단을 유지하면서 이틀에 한 번씩 이틀 치 운동을 한꺼번에 몰아서 하는 방식이 효과적이라고 볼 수 있다.

실내에서 할 수 있는
세 가지 운동법

러닝은 매일 하는 것이 가장 좋지만, 무엇보다 부담 없이 꾸준히 이어가는 것이 가장 중요하다. 추운 겨울이나 더운 여름에는 바깥에서 달리기가 꺼려질 수도 있고, 비가 내려서 어쩔 수 없이 뛰지 못하는 날도 있을 것이다. 이럴 때는 실내에서 간단히 운동을 할 수 있다.

가장 좋은 운동 기구는 부하 조절이 가능한 실내자전거나 러닝머신이지만, 집에 이런 장비가 없거나 헬스장에 갈 수 없는 사람도 있을 것이다. 그럴 때는 사무실에서라도 틈틈이 움직이면 굳이 바깥에서 뛰지 않아도 체중 감량을 위한 트레이닝이 가능하다(3장에서 소개한 이케부쿠로 지역의 회사원을 대상으로 한 실험 참고).

또한 이런 운동 외에도 슬로 조깅과 비슷한 효과를 내는 실내 운동이 몇 가지 있다. 이번에는 실내에서 할 수 있는 운동법을 소개하고자 한다. 익숙해지면 집에서 TV를 보면서도 쉽게 할 수 있는 운동이다.

❶ 스텝 박스 운동

첫 번째는 '스텝 박스 step box 운동'으로, 높이 20센티미터 정도의 발판을 오르내리는 간단한 운동이다(그림 5-2).

어린 시절 학교에서 했던 계단 오르내리기를 떠올리면 이해하기 쉬울 것이다. 스텝 박스 운동은 한쪽 다리로 체중을 지탱하는 운동이므로 러닝에 필요한 근육을 단련하고, 심폐 기능을 강화하는 효과도 기대할 수 있다.

우선 높이 20센티미터 정도의 발판을 준비한다. 왼발부터 발판 위로 올라갔다가 다시 왼발부터 내려온다. 그다음 오른발부터 발판 위로 올라갔다가 다시 오른발부터 내려오는 방식으로 반복한다. 발판 위에 올라섰을 때는 반드시 무릎을 쭉 편다. 메트로놈을 이용하여 일정한 리듬에 맞춰 운동을 이어가자. 1분당 40~120비트로 설정하고 4박자마다 한 발을 올리고 내리는 방식으로 진행한다. 예를 들어 1분에 60비트라면 4초에 1세트를 하면 된다.

그림 5-2 스텝 박스 운동

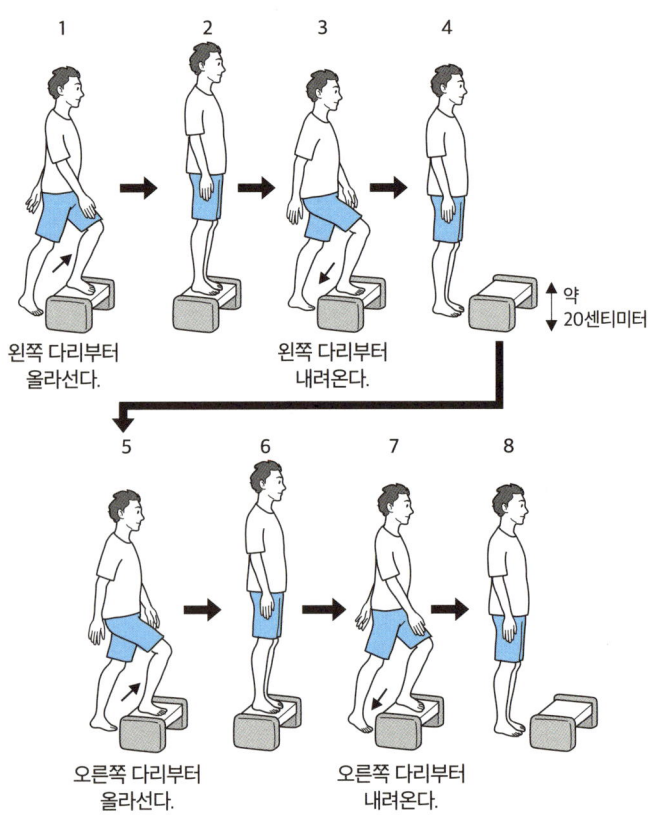

발판 위에 올라갔을 때는 무릎을 쭉 편다. 4초에 1세트를 목표로 한다. 양쪽 다리로 계산하면 1세트에 8초다. 이 운동을 10~30분간 쉬지 않고 반복한다.

메트로놈의 박자 대비 운동 강도를 표기하면 다음과 같다. 1분에 40비트가 1세트인 경우에는 3메츠, 1분에 60비트에는 4메츠, 1분에 80비트에는 5메츠, 1분에 100비트일 때는 6메츠, 1분에 120비트인 경우에는 7메츠의 운동 강도에 해당한다. 이 운동을 10~30분 정도 쉬지 않고 반복하면 근지구력과 근력을 효과적으로 키울 수 있다.

평균연령 74세의 실험 참가자들을 대상으로 스텝 박스 운동을 한 그룹과 아무런 운동을 하지 않은 그룹으로 나누어 12주 동안 실험을 진행했다. 운동 그룹은 주 1회 30~60분간 진행되는 운동 수업에 참가하고 나머지 기간은 각자 집에서 운동을 했다. 이때 아침, 점심, 저녁 식사 전 10분씩 운동하도록 유도했다. 이렇게 주당 총 150분간 운동하는 것을 목표로 했다.

결과는 예상대로였다. 운동 그룹에서는 젖산 역치가 크게 상승했다. 젖산 역치가 올라갔다는 것은 2장에서도 설명했듯이 최대 산소 섭취량이 증가하고 젖산을 축적하지 않고 운동할 수 있는 강도가 향상됐다는 뜻이다. 또한 허벅지를 접었다 펴는 근력이 현저히 늘어났는데 이는 허벅지의 근력이 강화됐음을 의미한다.

실험을 시작한 지 6주 차부터 실험 참가자 중 한 명은 웃으며 이렇게 말하기도 했다.

"무릎이 아파서 병원에서 매주 진통 주사를 맞았는데, 이제는 무릎이 하나도 안 아파요!"

그 후 실험 참가자들을 대상으로 무릎 통증 여부와 통증이 나아졌다면 어느 정도로 개선됐는지를 조사했는데, 무릎 통증을 호소한 사람 중 87%가 실험 참가 후 통증이 완화됐다고 응답했다.

스텝 박스 운동에서는 허벅지의 앞쪽 근육인 대퇴사두근과 뒤쪽 근육인 햄스트링이 동시에 수축하면서 무릎을 고정한다. 이 과정에서 관절을 보호하는 근육군이 강화되어 무릎 통증 완화 효과가 나타났다고 볼 수 있다.

❷ 슬로 조깅 & 턴

한 가지 더 추천하고 싶은 운동이 있다. 바로 '슬로 조깅 & 턴'이다. 이 운동은 우리 연구팀이 개발했다. 실내에서 2~5미터 정도의 간격을 두고, 이 구간을 1분에 20회 왕복하는 방식이다(그림 5-3).

구체적으로 설명하자면 1초에 세 걸음을 걷고 3초째에 몸을 뒤로 돌린다. 몸을 돌릴 때는 왼쪽과 오른쪽을 번갈아 가며 한다. 30~60분 정도 반복하면 효과적이다. 이 운동은 방향을 바꿀 때 속도를 줄였다가 다시 가속해야 하므로 단순히 직선으로 달리는 것보다 더 많은 에너지를 소비한다. 슬로 조깅 & 턴 운동을 할 때는 '1분간 뛰고 30초 걷기'를 반복하는 것도 좋다.

그림 5-3 슬로 조깅 & 턴

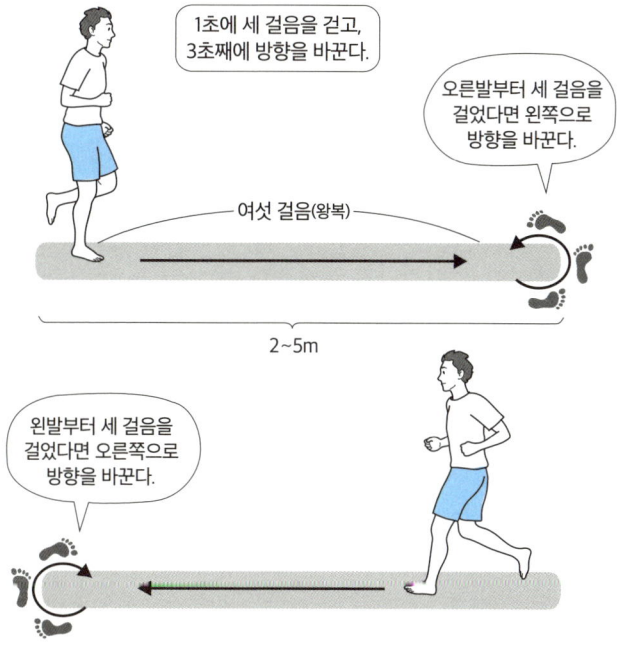

마라톤을 위한 트레이닝

이 운동을 함께 연구한 내 연구실의 박사 과정 학생 하타모토 요이치畑本陽一가 몸을 돌리는 동작에서 사용되는 에너지의 소비량을 측정했는데 상상 이상으로 컸다.

슬로 조깅 & 턴 운동은 폭 2~5미터의 간격을 1분간 20회 왕복한다. 2미터 간격(시속 2.5킬로미터)으로 움직이면 시속 약 6킬로미터로 달리는 슬로 조깅과 비슷하며, 간격을 0.5미터씩 넓힐수록 시속이 약 1킬로미터씩 빨라진다. 방에서도 즐겁게 할 수 있을 정도의 가벼운 운동이다.

나는 특히 TV로 축구 경기를 볼 때 슬로 조깅 & 턴 운동을 즐겨 한다. 마치 축구 경기에 실제로 참여하고 있는 듯한 느낌이 들어서 더 실감 나게 경기를 즐길 수 있다.

몸을 돌리는 턴 운동을 하면 걷기만으로도 몸에 슬로 조깅과 비슷한 운동 부하를 주게 된다. 예를 들어 3미터 간격을 시속 4킬로미터로 걸었다가 몸을 돌리면 시속 6킬로미터의 걷기, 시속 4킬로미터의 슬로 조깅을 했을 때와 비슷한 운동 효과를 볼 수 있다. 체력에 자신이 없는 사람은 시속 3킬로미터로 걸어보자. 이것만 해도 최대 산소 섭취량을 늘릴 수 있다. 특히 허리가 아플 때 몸에 가해지는 충격을 줄이면서 할 수 있는 좋은 대체 운동이다.

❸ 허벅지 들어올리기 운동

허벅지 들어올리기 운동은 장소에 구애받지 않고 어디에서든 할 수 있으며, 러닝을 했을 때와 비슷한 운동 효과를 볼 수 있다.

이 운동은 19세기 후반에 장거리 달리기 챔피언으로 활약한 W. G. 조지W.G.George의 '100 up' 운동법으로 소개되며 세상에 알려졌다. '100 up' 운동법은 앞서 소개한 책 『본 투 런』의 저자인 크리스토퍼 맥두걸이 다뤄 화제가 됐다. 조지는 열여섯 살에 화학 실험 조수로 취업했다. 아침 7시부터 저녁 9시까지 일했던 그는 바쁜 일상에서도 짧게나마 할 수 있는 운동으로 '100 up' 운동을 개발했다고 한다. 방법은 다음과 같다(그림 5-4).

우선 다리를 어깨너비로 벌리고 서서 한쪽 무릎을 허리 높이까지 들어올린다. 그다음 원래 있던 자리로 무릎을 다시 내린다. 내려올 때는 앞꿈치 착지를 한다. 이렇게 왼쪽과 오른쪽을 번갈아 가며 100회 반복하는데 한쪽 다리당 1초에 1세트를 목표로 한다. 익숙해지면 조금 더 빠르게 해도 된다.

동작이 익숙해지면 무릎을 허리보다 30도 정도 더 높이 올려서 20회 반복한다. 이것도 익숙해지면 횟수를 더 늘려서

100회 연속으로 동작을 반복한다. 조지는 이 운동을 꾸준히 해서 장거리 달리기 챔피언이 됐다고 한다.

허벅지를 약 30도 정도 드는 '허벅지 들어올리기 운동'은 운동 강도가 5~6메츠다. 허벅지를 조금 더 높게 (약 60도) 들

그림 5-4 허벅지 들어올리기 운동

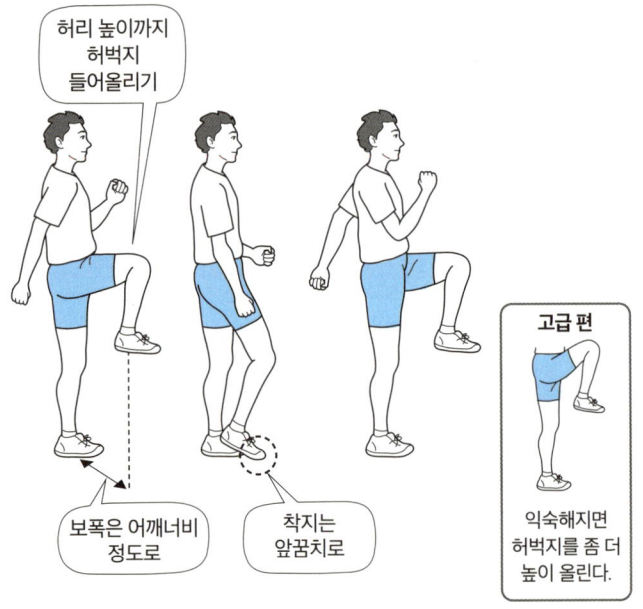

제자리에서 양쪽 허벅지를 교대로 들어올리는 동작을 100회 반복한다. 1초에 1회가 목표다. 체력이 붙기 시작하면 허벅지를 좀 더 높이 들어올린다.

어올리면 7~8메츠 정도가 되므로 러닝을 잠깐 하는 것과 같은 운동 효과를 볼 수 있다.

'100 up' 운동법에서는 허벅지를 지면에서 수직으로 90도까지 들어올리기를 권장하는데 그렇게 하면 운동 강도가 무려 15메츠를 넘는다. 이런 운동은 엘리트 러너를 목표로 하는 사람에게 적합하며, 러닝 초보자라면 90도까지 들어올리지 않아도 된다.

'허벅지 들어올리기 운동'은 장소와 상관없이 아주 짧은 자투리 시간에도 할 수 있다. 일하는 동안 틈틈이 1분씩만 해도(예를 들어 30분에 2회씩) 꽤 운동이 될 것이다.

여기까지 소개한 실내 운동을 적절히 활용하여 즐거운 러닝 생활을 유지할 수 있기를 바란다.

어떤 대회에 나갈까?

초보 러너들이 많이 하는 질문 중 하나가 "어떤 대회에 참가하면 좋을까요?"다. 하지만 이 질문에 딱 정해진 답은 없다. 대회마다 특징이 다르고 장단점이 있으므로 우열을 가리기가 쉽지 않다.

최근 들어 러닝 붐이 일면서 일본 전역에서 열리는 마라톤 풀코스 대회만 해도 100개가 넘는다. 어떤 대회는 코스 중간에 지역 특산물을 즐길 수 있는 공간을 설치하여 참가자들에게 색다른 재미를 제공하기도 한다. 그러니 여러 가지를 비교해보고 자신에게 맞는 대회를 선택하는 것이 좋다.

만약 해외 마라톤에 도전해보고 싶다면 호놀룰루 마라톤을 추천한다. 일본의 많은 마라톤 대회는 추첨이나 선착순으로 참가자를 모집하기 때문에 출전하기가 쉽지 않다. 하지만 호놀룰루 마라톤은 전날 저녁까지 신청할 수 있고, 참가 인원에 제한이 없으며 사실상 시간 제한도 없다.

6장

스타트라인에 서기 전 알아야 할 것들

대회 전후의 주의점

대회 직전에 하는 트레이닝이나 글리코겐 로딩 등 다양한 정보가 넘쳐나지만, 과연 어떤 방법이 가장 효과적일까? 과학적인 관점에서 보면 그 해답을 찾을 수 있다. 이번 장에서는 경기 중에 최고의 실력을 발휘하는 데 필요한 전략을 정리했다.

풀코스를 완주할 준비가 됐다면 이제 실제 마라톤 대회에 출전해보자. 이미 42.195킬로미터를 완주할 수 있는 체력과 실력을 갖추고 있으니 연습할 때 배운 것만 잘 지키면 걱정할 필요가 없다.

하지만 처음으로 대회에 출전하면 긴장하거나 무리해서 실력을 제대로 발휘하지 못하는 사람도 많다. 열심히 준비한 마라톤에서 실수를 저질러 후회하는 일이 없도록 이번 장에서는 더 좋은 결과를 내는 데 핵심이 되는 사항들을 알려주고자 한다.

어떻게 하면 실력을 마음껏 발휘하며 즐겁게 달릴 수 있을까? 대회 전, 달리는 동안, 그리고 완주 후에 주의할 점을 하나씩 살펴보자.

무리한 연습은 피하라

대회를 한 달 앞두고 갑자기 강도 높은 훈련을 시작하는 사람들이 많다. 나쁜 방법은 아니지만 한 가지 꼭 주의해야 할 점이 있다. 바로 근육이 다치지 않게 해야 한다는 것이다.

예를 들어 너무 빠른 속도로 훈련하거나 언덕길, 특히 내리막길을 달리는 훈련은 근육에 큰 부담을 줄 수 있으므로 피하는 편이 좋다. 내리막길에서는 자연스럽게 보폭이 커지고, 착지할 때 허벅지 앞쪽 근육이 늘어나게 된다. 이때 근육이 순간적으로 반사 작용을 하며 강하게 수축하는데, 이 과정에서 근육이 손상될 위험이 있다.

근육이 손상되면 회복하는 데 한 달 정도 걸린다. 또한 회복하는 과정에서 에너지원인 글리코겐이 사용되므로 대회 당일에 중요한 에너지원으로 쓰일 글리코겐을 근육에 충분히 저장할 수 없게 된다. 또한 근육이 손상됐는데도 근육 파열처럼 확실한 증상이 나타나기보다는 아무런 증상도 없는 경우가 많다.

그렇기에 대회 한 달 전부터는 무리해서 훈련하지 않도록 한다. 1킬로미터 기준으로 말하자면, 경기에서 목표로 하는 평균 속도보다 10초 빠른 속도까지만 달리자. 그리고 언덕길보다는 평지에서 연습하는 것이 좋다.

대회 한 달 전부터는 달리기 실력을 키우는 것보다 몸을 마라톤에 적응시키는 것이 더 중요하다. 또한 대회 당일까지 몸에 피로를 최대한 남기지 않는 것이 가장 중요하다. 대회 1~2주 전부터는 훈련량을 줄여도 괜찮다. 대회 1주 전부터는 몸의 피로를 완전히 없애는 데 집중하자.

만약 근육에 통증이 생겼다면 대회 전이라도 훈련을 멈추는 것이 좋다. 그리고 대회 당일에도 통증이 남아 있다면 출전을 포기하는 것이 더 현명한 선택이다.

저나트륨혈증을 주의하라

매년 4월에 열리는 미국 보스턴 마라톤은 세계에서 가장 오래된 마라톤 대회로 많은 일반 러너가 출전하기를 꿈꾼다. 하지만 이 대회에 참가하려면 연령별 기준 기록을 통과해야 한다. 예를 들어 18~34세 남성은 3시간 5분 여성은 3시간 35분, 65~69세 남성은 4시간 10분 여성은 4시간 40분을 넘어야 대회에 출전할 수 있다.

그런데 2002년 보스턴 마라톤 대회에서 28세 여성 참가자가 갑자기 사망하는 사건이 일어났다. 원인은 저나트륨혈증이었다. 저나트륨혈증은 혈액 속 나트륨 농도가 너무 낮아지는 증상으로, 쉽게 말해 물을 너무 많이 마셨을 때 발생할 수 있다. 마라톤 중에 돌연사를 일으키는 흔한 사인 중 하나다. 증상은 다음과 같다. 처음에는 피로감·두통·메스꺼움 등이 나타나고, 심해지면 경련·의식 장애가 생기며, 심각한 경우 갑작스러운 사망으로 이어질 수도 있다.

우연하게도 당시 대회에서 저나트륨혈증을 대대적으로 조사하던 연구자가 있었다. 미국 보스턴 아동병원의 크리스토퍼 아몬드Christopher Almond 박사 연구팀은 대회에 참가한 러너 488명을 조사한 결과 그중 62명이 저나트륨혈증에 걸렸다는 사실을 확인했다. 특히 완주까지 4시간 이상 걸린 러너나 마른 체형의 러너 중에서 심각한 증상이 나타났다.

이런 결과를 바탕으로 생각해보면, 일본 마라톤 대회는 제한 시간이 엄격하지 않아 완주까지 4시간 이상 걸리는 러너가 대부분인 데다 일본인은 체형이 마른 편이므로 상당수가 저나트륨혈증을 일으킬 가능성이 있다고 추측할 수 있다. 오랜 시간 달리다 보면 수분을 보충하는 타이밍도 많아지는데, 마른 체형의 사람은 그렇지 않은 사람에 비해 같은 양의 물을 마셔도 몸속 수분 비율이 높아져 저나트륨혈증을 일으키기가 쉽다.

운동 중에 소비되는 에너지의 70% 정도가 열을 발생시키기 때문에 러닝을 하면 체온이 상승하고 특히 기온이 높을 때는 열사병에 걸릴 위험이 있다. 그러므로 달릴 때 수분을 보충하는 것은 매우 중요하다. 그러나 이 연구 결과를 바탕으로 하자면, 경기 중 목이 마를 때마다 코스에 비치된 급수대에서 계속 물을 마실 경우 수분 과다 섭취로 저나트륨혈증이 일어날 가능성이 있음을 예상할 수 있다.

그렇다면 물을 얼마나 마셔야 할까? 아몬드 연구팀은 경기 전후로 참가자들의 체중을 측정하고 체중의 증감과 저나트륨혈증의 관계를 살펴봤다(그림 6-1). 그 결과 저나트륨혈증의 발병률은 체중의 변화와 매우 밀접한 관계를 보였다. 즉, 체중이 마라톤을 뛰기 전보다 무거워지면 무거워질수록 발병률이 높아졌다. 반대로 경기 전보다 체중이 1킬로그램 이상 줄어든 러너는 심각한 증상을 보이지 않았다. 체중이 1킬로그램 이상 줄어든 러너는 전체 참가자의 40% 이상을 넘었는데 대부분 엘리트 러너였다. 반면 경기 후 체중이 4~5킬로그램까지 늘어난 러너도 있었다.

그림 6-1 수분 과다 섭취와 저나트륨혈증의 관계

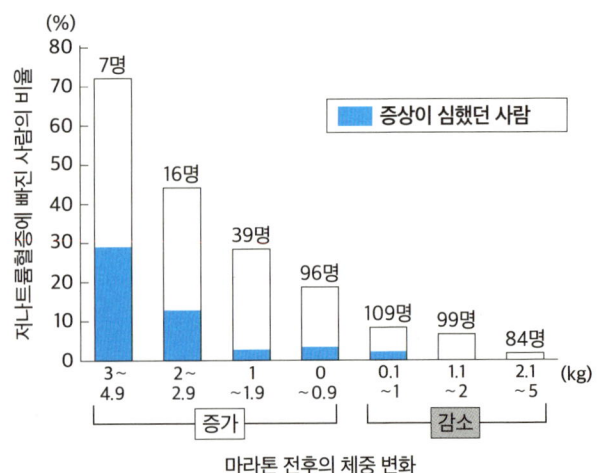

마라톤 전후로 체중을 측정하여 체중이 늘었느냐 줄었느냐에 따른 저나트륨혈증의 발병률을 조사했다. 경기 전보다 체중이 늘어난 사람일수록(수분을 과도하게 섭취한 사람일수록) 저나트륨혈증에 빠지기 쉽다는 것을 알 수 있다. [Almond et al., *N Engl J Med*, Vol 352:1550~1556, 2005에서 수정]

수분의 적정 섭취량

마라톤 중계를 보면 알 수 있듯이, 매우 더운 여름이 아닌 이상 대부분 선수는 경기 초반에 급수대에서 수분을 섭취하지 않는다. 그 이유는 훈련을 통해 체온 조절 능력이 향상됐기 때문이기도 하고, 경험의 차이도 있을 것이다.

급수대에서 매번 수분을 섭취하면 자연스럽게 속도를 늦출 수밖에 없다. 속도의 변화는 불필요한 에너지를 소모하게 하기 때문에 엘리트 선수들은 10~20킬로미터를 수분 보충 없이 달리는 훈련을 사전에 반복한다. 나는 급수대에서 물을 조금씩 마시지만, 마라톤이 끝난 후에는 항상 체중이 몇 킬로그램씩 빠져 있다.

경기 중 수분을 보충하는 건 매우 중요하지만, 일반 러너들은 경기 중에 수분을 과도하게 섭취하는 경향이 있다. 아마도 급수대마다 멈춰서 물을 충분히 마시기 때문일 것이다.

'물을 마시지 않으면 탈수 증상이 나타나지 않을까?'

이런 걱정을 하는 사람들이 많은데, 물을 너무 많이 마시는 것 역시 주의해야 한다. 여름철에는 탈수를 특히 조심해야 하지만, 겨울철 경기에서는 목이 마르기 전에 억지로 물을 마실 필요가 없다. 경기 1주일 전에 10~15킬로미터 정도를 수분 섭취 없이 달려보고, 운동 전후로 체중이 얼마나 감소했는지 측정해보자. 이 체중 감소량은 대부분 수분 손실로 인한 것이므로, 경기 중에 필요한 수분 섭취량은 이 손실량을 거리(42.195킬로미터)에 맞게 환산하여 그보다 적은 양을 유지하는 편이 좋다. 이런 방법으로 경기 중에 필요한 수분 섭취량을 미리 파악해두자.

스포츠음료에는 나트륨이 포함되어 있어 체내 나트륨 부족 증상(저나트륨혈증)을 예방할 수 있을 것처럼 보이지만, 아몬드 박사 연구팀의 연구 결과에 따르면 그렇지 않다. 연구자들은 그 이유로 스포츠음료의 나트륨 농도가 생리식염수보다 5분의 1 정도로 낮기 때문이라고 설명한다.

42.195킬로미터의 긴 거리를 완주하기 위해서는 수분과 당분을 적절히 보충하는 것이 매우 중요하다. 하지만 수분을 과도하게 섭취하지 않도록 주의하는 것 역시 그에 못지않게 중요하다.

좋은 성적을
내는 비결

'후지산의 날치'라고 불렸던 수영 선수 후루하시 히로노신古橋広之進을 아는가? 종전 후 식량난의 시대에 자유형에서 20회 이상 세계 신기록을 경신하며 활약한 그의 모습은 전 세계를 놀라게 했다. 그의 비결을 알아내기 위해 일본을 방문한 미국 과학자들은 그가 가다랑어를 즐겨 먹었다는 점에 주목했다. 매우 흥미로운 이야기다.

한편, 마라톤 세계에서도 식량난이던 시기에 여러 일본 선수가 보스턴 마라톤에서 우승했다. 그 이유 중 하나는 영양이 부족한 상태에서 하는 훈련이 효과적이었다는 점이다(5장 '지방을 쓰는 능력을 길러라' 참고). 당시 선수들은 배불리 먹을 수 없는 환경이었으므로 체지방이 적고 몸이 가벼웠다. 또한 지방을 에너지원으로 활용하는 능력이 향상되어 운동 중 글리코겐의 소비를 줄일 수 있었던 것으로 보인다.

또 하나의 비결은, 당시 마라톤 선수들이 경기 전 떡을 즐겨 먹었다는 점이다. 동일한 강도의 운동을 할 때 저탄수화물 식단과 고탄수화물 식단을 비교하면 고탄수화물 식단을 섭취했을 때 훨씬 더 오랫동안 운동을 지속할 수 있다. 스웨덴 카롤린스카 연구소에서는 그 원인이 근육 속 글리코겐의 양이라는 사실을 밝혀냈다.

즉, 마라톤에서 좋은 성적을 내는 데는 경기 전 근육에 얼마나 많은 글리코겐을 저장하느냐가 관건이다. 이를 위해서는 경기 전 3일 동안 고탄수화물 식단을 유지해야 한다. 근육 안에 글리코겐을 최대한 저장하는 것을 가리켜 '글리코겐 로딩'이라고 한다. 이런 목적으로 마라톤 대회 전날 파스타 파티를 여는 경우가 많다. 그러나 굳이 파스타를 먹지 않아도 떡, 밥, 우동 등 평소에 먹는 식사에 탄수화물이 충분히 포함돼 있으니 걱정할 필요 없다. 대회 전 3일간은 탄수화물 위주로 섭취하여 글리코겐 로딩 작업을 해두는 편이 달리기 실력을 향상시키는 데 매우 효과적이다.

단순히 밥을 많이 먹는 것만으로도 충분하며, 나는 개인적으로 식후에 찹쌀떡을 즐겨 먹는다. 또한 비타민을 섭취하는 등 우리 몸의 영양 밸런스를 유지하는 것 역시 중요하므로 과일과 야채를 적극적으로 섭취해야 한다.

글리코겐 로딩 효과적으로 하는 법

글리코겐을 더욱 효율적으로 저장하는 방법에 대한 흥미로운 연구가 있다. 스웨덴 카롤린스카 연구소의 훌트만Hultman 박사와 베리스트룀Bergstrom 박사가 《네이처》에 발표한 실험이다.

두 명의 실험 참가자가 탈진할 때까지 한쪽 다리씩 번갈아가며 실내자전거를 탔다. 그후 3일 동안 고탄수화물 식사를 하며, 양쪽 다리의 근육 속 글리코겐 농도를 측정했다. 그 결과를 그림 6-2로 나타냈다.

두 사람 모두 운동 직후에는 근육 내 글리코겐이 고갈됐지만, 고탄수화물 식사를 하자 운동을 한 다리의 글리코겐 농도가 운동 전에 비해 급격히 증가한 것이 확인됐다. 즉, 글리코겐 로딩을 하기 전에 근육 속 글리코겐을 고갈시키면 더 많은 글리코겐을 저장하는 데 효과적이라는 뜻이다.

참고로 이 연구는 단 두 사람의 피실험자만으로 진행됐는데, 아마 논문을 발표한 훌트만 박사와 베리스트룀 박사가 스스로 피실험자가 되어 자신들의 가설을 증명한 것이 아닐까 싶다.

그림 6-2 운동 후 고탄수화물 섭취가 글리코겐 저장에 미치는 영향

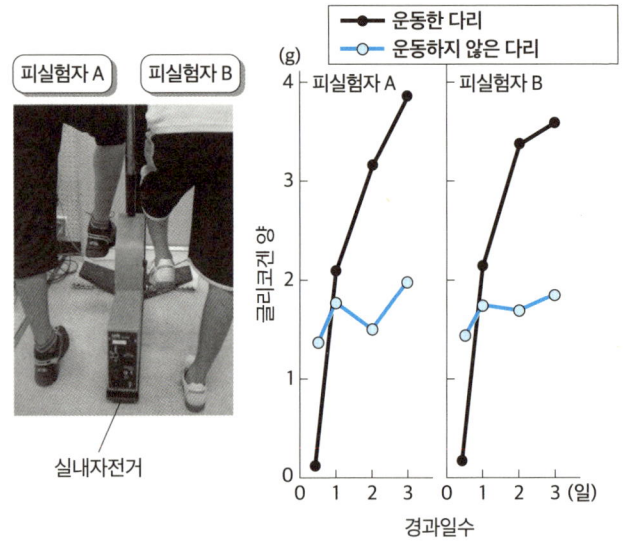

피실험자가 탈진할 때까지 한쪽 다리로만 실내자전거로 운동하고 그 후 3일간 고탄수화물 식사를 하게 한 뒤 다리 근육의 글리코겐 농도를 측정했다. 운동한 다리 쪽이 운동을 하지 않은 다리에 비해 글리코겐이 더 많이 쌓였다. [Bergstrom & Hultman, *Nature* 16, 1996에서 수정]

대회 3일 전에
해야 할 일

연구에서 밝혀진 글리코겐 로딩 효과를 실제로 얻기 위해

서는 어떻게 해야 할까? 먼저, 대회 3일 전에 20~30킬로미터 정도의 장거리를 달리길 추천한다. 이렇게 하면 근육 속 글리코겐을 완전히 소진할 수 있다. 이를 위해 달리기 시작 30분 전에 당분을 섭취하는 것이 좋다. 인슐린이 분비되어 운동 중 지방 연소가 억제되므로, 더 많은 글리코겐이 사용된다. 하지만 20~30킬로미터를 한 번에 연속해서 뛸 필요는 없다. 짧게 나누어 운동해도 충분하다.

또 다른 방법으로는, 인터벌 트레이닝을 활용할 수도 있다. 30초 동안 전력 질주를 하고 5분간은 휴식을 취한다. 이를 2회 반복한 뒤에 30~40분간 휴식을 취하고, 다시 30초 동안 전속력으로 달린 뒤 5분간 휴식을 취하길 2회 반복하는 방식도 효과가 있다.

이 방법을 사용하면 1킬로미터를 채 뛰지 않고도 20킬로미터를 뛴 것과 비슷한 수준의 글리코겐을 소진할 수 있다. 그 후 천천히 10킬로미터 정도 더 달리면, 근육 속 글리코겐을 완전히 고갈시킬 수 있을 것이다.

이렇게 대회 3일 전에 글리코겐을 고갈시킨 뒤, 그날 저녁부터 탄수화물을 충분히 섭취하는 글리코겐 로딩을 시작하면 된다.

대회 전날의 주의사항

나는 지난 10년 동안 호놀룰루 마라톤에 참가해왔다. 그런데 매년 대회 전날까지 열심히 달리는 러너들을 흔히 보게 된다. 아마도 하루라도 쉬면 체력이 떨어질 것으로 생각하는 모양이다. 아니면 호놀룰루까지 왔으니 가볍게라도 뛰어보고 싶은 것인지도 모른다. 하지만 대회 전날 달리는 것이 긍정적인 영향을 줄 가능성은 거의 없다. 오히려 경기 성적에 부정적인 영향을 미칠 가능성이 크다.

그래서 나는 함께 참가하는 멤버들에게 전날은 푹 쉬어야 한다고 조언한다. 그 이유는 이미 설명한 바와 같다. 대회 전날에는 우리 몸의 가솔린에 해당하는 글리코겐을 가득 채워야 하므로 글리코겐을 소모하는 러닝은 피해야 한다.

대회 전날은 이동도 천천히 하고, 당분 섭취에 신경 쓰며, 느긋하게 보내는 것이 좋다. 물론 식사는 탄수화물 중심으로 하되, 비타민과 미네랄을 보충할 수 있도록 채소와 과일도 충분히 섭취해야 한다.

몸이 무겁게 느껴지면 경기는 잘 풀릴 것이다

대회 날짜가 다가오면서 훈련량을 줄이고 글리코겐 로딩을 철저히 하다 보면, 너무 많이 먹은 것 같다며 걱정하는 사람도 많다. 글리코겐 로딩을 하면 체중이 1~2킬로그램 증가하면서 몸이 무겁게 느껴질 수도 있다. 이때 불안해질 수도 있지만 걱정할 필요 없다. 체지방이 증가한 것이 아니기 때문이다.

만약 지방으로 1~2킬로그램이 증가하려면 7000~1만 4000칼로리를 섭취해야 하는데, 이는 현실적으로 불가능한 수준이다. 즉, 체중 증가의 원인은 글리코겐이 체내에 저장되면서 함께 저장되는 수분 때문이다. 앞서 설명했듯이, 글리코겐은 체내에 저장될 때 약 3배의 수분을 함께 저장한다.

따라서 글리코겐 로딩을 시작한 후 3일 동안 체중이 1~2킬로그램 증가했다면, 계획이 성공적으로 진행되고 있다는 증거다. 대회에서는 반드시 최고의 실력을 발휘할 수 있을 것이다.

자기 전에 할 일

대회 전날 발톱을 미리 깎아두자. 남성의 경우 오랜 시간 달릴 때 티셔츠와의 마찰로 유두가 쓸릴 수 있으므로 미리 반창고를 준비하여 대회 전에 붙이는 것이 좋다.

대회 당일 입을 옷도 전날 미리 준비해두자. 복장은 가벼운 러닝 전용 옷을 추천한다. 프로 선수처럼 옷을 갖춰 입으면 기분도 좋아지고 더 즐겁게 뛸 수 있다. 양말은 얇은 스포츠용으로 준비하고 햇볕이 강할 경우를 대비해 모자나 선글라스를 준비하는 것도 잊지 말자.

다만, 대회 때 새 신발을 신는 것은 추천하지 않는다. 대회 때는 발에 딱 맞고 충분히 길들여놓은 신발을 신어야 한다. 새 신발을 신고 싶다면 대회 한 달 전부터 착용하여 길을 들여두자.

대회 전날에는 긴장을 풀고 충분히 휴식하는 것이 중요하다. 긴장해서 쉽게 잠들지 못할 수도 있겠지만 걱정할 것 없다. 나도 밤을 꼴딱 새운 채로 대회에 나간 적이 있는데, 수면 부족인 상태로 대회에 참가해도 경기 결과에는 거의 영향을 미치지 않았다. 그러므로 안심해도 된다. 정 잠이 안 온다면 책이라도 읽으며 편안하게 시간을 보내자.

대회 당일
예상외의 주의점

당일에는 대회 시작 3~4시간 전에 일어나서 일단 아침을 먹는다. 많은 선수가 대회 당일에도 글리코겐 로딩을 위해 탄수화물을 많이 섭취하려고 하지만, 이는 오히려 역효과를 가져온다. 탄수화물을 3일간 섭취하면 2일 차까지는 글리코겐이 증가하지만, 3일 차에는 더 이상 늘어나지 않는다. 이 상태에서 탄수화물을 더 먹으면, 혈당이 급격히 올라가고 인슐린이 과다 분비되면서 지방 연소가 억제되어 오히려 글리코겐을 더 빨리 소모하게 된다.

바나나나 당이 포함된 스포츠음료를 섭취하는 것도 피해야 한다. 경기 시작 전에 당분을 섭취하면 경기 시작 후 지방이 에너지원으로 사용되지 못하고, 글리코겐만 소모된다.

따라서 대회 당일은 탄수화물 섭취는 최소한으로 하고 지방이 풍부한 식사를 하는 것이 좋다. 아침 식사 이후에는 아무것도 먹지 말고, 음료도 당이 하나도 들어 있지 않은 음료수 외에는 입에 대지 않는 편이 좋다. 예를 들어 호텔 조식이라면 밥 한 공기(체중 60킬로그램 기준)와 소시지, 햄 등 지방이 풍부한 반찬에 드레싱을 곁들인 샐러드 정도만 먹자. 참고로 나는 대회 당일 아침에 더블 치즈버거와 감자튀김(스몰 사이즈의 70~80%)을 즐겨 먹는다. 탄수화물이 적당히 있고 지방 성분도 많아서 딱 좋다. 탈수를 예방하기 위해서 식사 중에도 물은 충분히 마신다.

또한 늦어도 1시간 전에는 경기장에 도착하여 번호표를 받고 옷을 갈아입은 뒤 짐을 맡긴다. 이때 주의할 점은 대회 전 워밍업을 하지 않는 것이다. 무리한 워밍업은 소중한 글리코겐을 소비하게 하기 때문에 절대 금물이다.

추운 날씨나 비가 올 경우, 일회용 우비를 준비하여 옷 위에 껴입는다. 또한 대회 30분 전에 물 또는 저칼로리 스포츠음료를 마셔 탈수를 방지한다. 마지막으로 대회 20분 전에는 천천히 스타트 지점으로 이동한다.

대회 직전 최종 점검

드디어 대회 시작이 코앞으로 다가왔다. 마지막으로 주의해야 할 사항이 있을까?

아침 식사는 탄수화물 섭취를 피해야 하지만, 경기 직전 또는 경기 중의 당 섭취는 긍정적인 효과가 있다. 달리기를 시작하면 인슐린 분비가 억제되므로, 이때 섭취한 당은 에너지원으로 유용하게 사용될 수 있다. 나는 출발 직전에 젤 형태의 에너지 보충 음료를 마신다.

또한 경기 중에 신발 끈이 풀리지 않도록 다시 한번 점검해두자. 발등 부분은 적당한 여유를 두고, 끈은 단단히 묶어야 한다. 이중 매듭(나비 모양으로 두 번 묶기)을 추천한다.

출발 전에는 반드시 화장실에 다녀오자. 경기 중 화장실을 가야 할 수도 있으므로, 화장실 위치를 미리 파악해두면 좋다.

속도를 유지하는
간단한 요령

출발 후 몸이 무겁게 느껴질 수도 있지만, 이는 글리코겐 로딩이 성공했다는 신호다. 오히려 출발 직후 몸이 가벼우면 후반에 페이스가 무너질 가능성이 크다.

가장 중요한 것은 일정한 속도를 유지하는 것이다. 많은 러너가 초반에 속도를 내서 시간을 벌어두자는 생각을 하지만 이는 글리코겐을 빠르게 소모시키는 위험한 전략이다. 절대로 그런 사람들에게 휩쓸리면 안 된다. 싱글벙글 페이스를 넘는 속도로 달리면 근육 내 글리코겐이 사용되므로 후반, 특히 30킬로미터 지점 이후에 속도가 급격히 떨어질 가능성이 크다.

따라서 출발 직후부터 목표 속도를 정확히 유지하는 것이 중요하다. 또한 오르막길에 접어들었을 때는 속도를 낮춰야 한다. 평지와 같은 속도로 뛰면 근육의 글리코겐을 많이 소모하게 된다. 나는 보그의 주관적 운동 강도(표 2-1 참고)를 이용하여 초반에는 편하게 뛸 수 있는 수준(10~12)을 유지한다.

언뜻 보기에는 어려워 보이는 속도 조절도 '싱글벙글 페이스를 지키며 일정한 속도로 달린다'라고 생각하면 매우 간단하다. 다시 한번 말하지만, 경기 중에는 속도를 일정하게 유지하는 것이 매우 중요하다. 단, 본인의 감각만으로는 일정한 속도로 달리는 게 불가능할 수 있으므로 GPS 기능이 있는 러닝용 시계를 활용하길 권한다. 달릴 때는 싱글벙글 페이스로 1킬로미터당 랩 타임 lab time 을 확인하며 일정한 속도를 유지하는 것이 핵심이다.

30킬로미터의 한계 극복

모든 마라톤 대회에서는 급수대를 설치하여 경기 중에 참가자들에게 물을 제공하는데, 앞서 설명했듯이 물을 너무 많이 마시면 몸에 부담이 될 수 있으므로 주의해야 한다. 경기 중에는 급수대에 놓여 있는 컵의 80% 정도까지 마시는 것이 적당하다. 만약 스포츠음료가 제공된다면 당분 보충을 위해 물보다 스포츠음료를 마시자.

마라톤에서 사용되는 당분은 경기 3일 전부터 해온 글리코겐 로딩으로 비축된 양과 경기 당일 보충한 양으로도 충분하지만, 경기 중간중간 적절히 당을 보충하지 않으면 혈액 내 당분 수치가 낮아져 뇌가 피로해진다. 그러면 일정한 속도를 유지하기 어려워질 수 있다.

30킬로미터를 지나면서 힘들어지는 주된 원인은 뇌의 피로이며 이는 저혈당이 원인이다. 저혈당을 극복하려면 당분을 적극적으로 보충하여 혈당을 유지하는 것이 중요하다. 혈당을 유지하면 뇌의 피로를 예방할 수 있다.

경기 중에 간식을 섭취하면 혈당을 효과적으로 유지할 수 있다. 앞서 경기 직전에 당분을 섭취하면 좋다고 언급했는데, 그 이유는 당분을 섭취하면 출발 후 약 10킬로미터까지 혈당 수치를 높게 유지할 수 있기 때문이다. 그 이후에는 1시간마다 빠르게 흡수되는 젤 타입의 간식을 섭취하면 좋다.

이렇게 충분한 대비를 했다면, 이제는 조금씩 결승선에 가까워지고 있다는 사실을 떠올리며 마지막까지 젖 먹던 힘을 쥐어짜 보자. 결승선을 통과한 뒤에 마시는 시원한 물 한잔을 기대하며 끝까지 묵묵히 달리자.

대회가 끝난 뒤

  42.195킬로미터를 달리고 마침내 결승선을 통과했다. 하지만 초반에 너무 속도를 올렸다면, 이제 걷기조차 힘들 정도로 심한 근육통이 올 수 있다. 때로는 회복하는 데 1시간이 넘게 걸릴 수도 있다. 하지만 걱정할 필요는 없다. 아무리 심한 근육통이 와도 결국 회복되기 마련이다. 근육통은 시간이 지나면 자연스럽게 회복되지만, 통증이 심할 때는 다음과 같은 방법으로 풀 수 있다.

  첫 번째는 두 사람이 짝을 이뤄서 하는 마사지법이다(그림 6-3). 보조하는 사람은 러너의 무릎 관절 아래 '족삼리(손바닥으로 무릎 아래쪽을 감싸듯이 했을 때 엄지손가락을 뺀 나머지 손가락의 폭만큼 떨어진 자리 – 옮긴이)'라는 혈자리를 지압하며, 종아리를 천천히 당긴다. 이때 러너는 보조자가 말하는 "숨 들이마시고, 내쉬고"라는 구령에 맞춰 호흡을 한다. 보조자는 러너가 숨을 뱉을 때 다리를 앞으로 당긴다. 그리고 몇 초 후 힘을 빼고 이완하기를 4~5회 반복하면 다리가 훨씬 가벼워지는 느낌을 받을 수 있다.

이 방법은 혈자리를 쉽게 찾는 스트레칭 테스트인 'M-test'를 고안하여 전 세계적으로 유명해진 후쿠오카대학교의 무카이 노요시토向野義人 교수에게 배웠다.

두 번째 방법은 찬물과 얼음을 욕조에 넣고 다리를 담그는 방법이다. 최근 야구 투수들이 경기 후 어깨를 냉찜질하는 장면을 자주 볼 수 있는데, 그와 같은 원리로 냉찜질 효과를 기

그림 6-3 마라톤 후의 통증을 없애는 마사지법

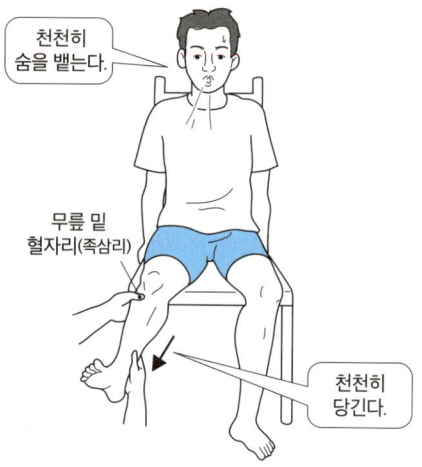

보조자는 의자에 앉은 러너의 무릎 밑 혈자리를 한 손으로 누르고 반대 손으로 러너의 종아리를 천천히 잡아당긴다. 당길 때 러너는 천천히 숨을 내뱉고, 몸에 힘을 빼고 안정을 취한다. 반대쪽 다리도 같은 방법으로 실시하며 이를 4~5회 반복한다.

대할 수 있다. 강한 부하가 가해진 근육은 안쪽에서 출혈을 일으키지만, 냉찜질을 하면 혈관이 수축하여 근육 내 출혈을 억제할 수 있어 근육의 상처를 최소화할 수 있다. 또한 냉찜질은 통증 역치를 높여 통증을 덜 느끼게 해준다.

이 두 가지 방법을 활용하면 통증이 놀라울 정도로 줄어든다.

연습은 언제부터 다시 할까?

며칠이 지나 근육통과 피로가 가라앉으면, 결승선을 통과했을 때의 감동이 가시지 않아 또다시 대회에 참가하고 싶은 마음이 들 것이다.

경기 후 며칠간 충분히 쉬었다고 가정하자. 그럼 훈련은 언제 다시 시작하면 좋을까? 그림 6-4를 살펴보자. 운동 후 과도한 스트레스를 받았는지 확인할 수 있는 지표로 남성 호르몬인 테스토스테론Testosterone 수치를 활용한 연구가 있다. 연구에 따르면 우리 몸에 과도한 스트레스가 가해지면 남성 호르몬 수치가 감소한다는 것이 밝혀졌다. 마라톤 직후에는 예상과 달리 남성 호르몬 수치에 큰 변화가 없지만, 다음 날 급격히 감소하는 현상이 나타난다. 반면, 남성 호르몬의 합성을 촉진하는 LHluteinizing hormone(황체형성 호르몬) 분비는 증가한다. 연구에 따르면, 남성 호르몬 수치가 원래대로 회복되기까지는 1주일 정도의 시간이 필요했다.

이 연구 결과는 마라톤의 여파로 남성 호르몬이 감소하고 이를 보충하려고 LH가 다량으로 분비됐음에도, 정소에서는

그림 6-4 러닝 후 남성 호르몬 수치의 변화

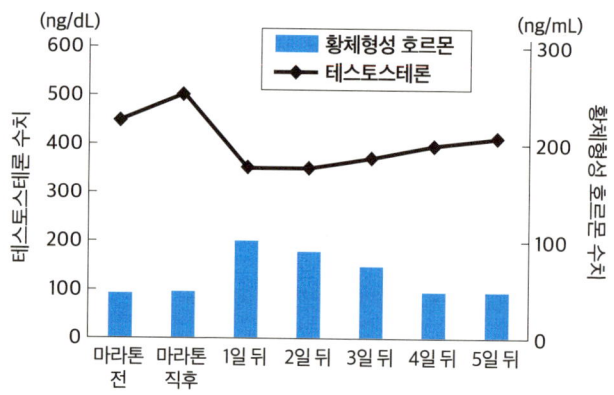

남성 호르몬인 테스토스테론과 테스토스테론의 합성을 촉진하는 황체형성 호르몬의 변화를 측정했다. 마라톤 대회 다음 날에 테스토스테론 수치가 급격하게 떨어지는데 이는 과도한 스트레스가 원인이라고 판단할 수 있다. 원래대로 수치가 돌아오기까지 1주일 정도가 걸렸다. [다나카 히로아키 외, *J Endocrinol Invest*, 1986에서 수정]

남성 호르몬을 제대로 생성하지 못했다는 사실을 보여준다. 마라톤이 신체에 가하는 운동 스트레스가 그 원인으로 지목된다.

휴식도 중요한 훈련의 일부다. 최소한 1주일 정도는 충분히 휴식을 취한 후, 다시 달리고 싶다는 마음이 들 때 훈련을 재개하는 편이 좋다.

이번 장에서는 남성 호르몬에 대해 설명했지만, 과도한 스트레스는 여성 호르몬 수치도 감소시킨다는 사실 역시 잘 알려져 있다. 따라서 여성도 남성과 마찬가지로 대회가 끝난 뒤 최소 1주일간은 충분히 휴식을 취해야 한다.

레벨업 포인트 3

인간은 어디까지 빠르게 달릴 수 있을까?

"마라톤에서 2시간 벽을 깰 수 있을까?"

"일본 선수들이 100미터 단거리 달리기에서 세계 정상급 선수들과 경쟁할 수 있을까?"

이 두 가지 질문에 대해 나는 '그렇다'라고 답하고 싶다. 물론 어디까지나 하나의 가설이라는 점을 이해해주길 바란다.

2016년 런던 마라톤에서 당시 역대 남자 마라톤 2위 기록인 2시간 3분 5초를 기록하며 우승한 케냐의 엘리우드 킵초게Eliud Kipchoge 선수는 키 167센티미터, 체중 57킬로그램이었다. 한편 일본의 후지와라 아라타藤原新 선수는 같은 키에 체중이 54킬로그램밖에 나가지 않았다. 만약 킵초게 선수가 근력 손실 없이 체중을 3킬로그램 줄일 수 있다면, '레벨업 포인트 1'에서 소개한 추정 계산법에 따라 1시간 57분 만에 마라톤을 완주할 수 있다는 결과가 나온다. 따라서 마라톤에서 2시간 벽을 깰 수 있다고 본다.

그렇다면 일본 선수들은 어떨까? 세계 정상급 마라톤 선수들의 체지방률은 평균 3% 정도다. 하지만 일본의 한 실업팀 선수는 체지방률이 7%였다. 체중이 60킬로그램인 선수가 2시간 10분에 풀코스를 완주했다고 가정해보자. 만약 근력 저하 없이 2.4킬로그램의 체지방을 줄일 수 있다면, 같은 방식으로 계산했을 때 2시간 4분대에 완주할 수 있다. 즉, 일본 선수들도 세계 무대에서 충분히 경쟁할 수 있다는 얘기다.

단거리 달리기에서도 불필요한 체지방은 경기력에 영향을 끼친다. 4회 연속 올림픽에 출전해 금메달 아홉 개를 획득한 단거리 달리기의 슈퍼스타 칼 루이스Carl Lewis는 서른네 살에 애틀랜타 올림픽 출전권을 따냈다. 당시 그는 이렇게 말했다.

"몸을 가볍게 만들기 위해 따로 영양사를 고용하여 체지방을 줄였습니다."

당시 루이스의 목표는 체지방률을 3%까지 줄이는 것이었다고 한다.

100미터 달리기 기록이 체지방 감량으로 얼마나 단축될 수 있을지 계산해보자. 예컨대 100미터를 10초 2에 달리는 선수

(체중 68킬로그램)가 근력 손실 없이 체지방을 2킬로그램 줄일 수 있다면 9초 9까지 기록을 단축할 수 있다는 계산이 나온다. 즉, 체지방을 효과적으로 관리한다면 세계 정상급 선수들과 어깨를 나란히 할 수 있다.

7장

내 몸을 되살리는 달리기 습관

슬로 조깅과 평생 건강

달리기, 특히 싱글벙글 페이스의 슬로 조깅이 우리 몸에 매우 좋은 영향을 미친다는 사실이 최신 연구를 통해 하나씩 밝혀지고 있다. 혈압과 혈당 수치를 낮추고, 인지 기능을 향상시킬 수 있다는 것이다. 슬로 조깅의 이런 효과를 알게 되면 달리고 싶은 마음이 더 커질 것이다.

달리기를 시작하고 시간이 조금만 지나면, 달리지 않고는 못 배기는 상태가 되는 사람들이 많다. 특히 대회에 참가해 성취감을 맛보면 달리기의 매력에 더욱 빠져든다.

지금까지 설명했듯이 달리기를 하면 체력이 좋아지고 지방도 효율적으로 연소할 수 있어 다이어트 효과도 뛰어나다. 하지만 그뿐만이 아니다. 꾸준히 달리다 보면 머리가 맑아지고, 몸 상태가 좋아진다는 느낌을 받는 사람도 많다. 최신 연구를 통해 달리기가 실제로 우리 몸에 다양한 긍정적 효과를 가져온다는 사실이 하나둘 밝혀지고 있다. 이번 장에서는 달리기와 건강의 관계를 살펴본다.

달리기는 무릎에 안 좋을까?

달리기는 순간적으로 양발이 지면에서 떨어지는 동작이므로, 반복적인 점프 동작이라고도 할 수 있다. 그래서 무릎에 걸리는 부담이 클 것이라고 걱정하는 사람이 많다. 달리기는 정말 무릎 건강에 해로울까?

무릎 관절의 연골이 닳아 뼈가 변형되고 통증이 생기는 질환을 '퇴행성 무릎 관절염'이라고 한다. 이 질환은 고령자의 주요 기능 장애 중 하나로, 무릎이 아파서 걷지 않게 되면 근육, 뼈, 심장, 뇌 기능까지 약화되는 악순환에 빠질 수 있다. 가장 큰 문제는 그 때문에 삶의 질이 저하된다는 것이다.

달리기는 고령자의 건강을 유지하고 증진하며 삶의 질을 확보하는 데 큰 도움을 주는 반면, 우려되는 점도 없지 않다. 바로 퇴행성 무릎 관절염을 일으키지는 않을까 하는 걱정이다.

미국 스탠퍼드대학교의 엘리자 파머 차크라바티 Eliza Farmer Chakravarty 박사 연구팀은 1984년부터 오랜 시간에 걸쳐 러너를 추적 조사해왔는데 그중 하나가 '장기간의 러닝이 퇴행성 무릎 관절염의 발병 가능성을 키운다'라는 가설을 증명하는 것이었다. 연구팀은 달리기가 무릎에 가하는 충격이 크기 때문에 나이가 들수록 퇴행성 무릎 관절염에 걸리는 비율이 높아지고 병세 또한 위중해질 것이라는 가설을 세웠다.

1984년부터 2002년까지 연구팀은 스탠퍼드대학교 근처에 사는 러너 53명과 달리기 습관이 없는 55명에 대해서 2회 이상 엑스레이 검사를 시행한 뒤 경과를 지켜봤다. 초기 검사에서 러너 그룹의 6%가 퇴행성 무릎 관절염을 앓고 있었으며, 달리기 습관이 없는 그룹은 모두 퇴행성 무릎 관절염에 걸리지 않은 상태였다.

18년 후, 러너 그룹의 퇴행성 무릎 관절염 비율은 20%로 증가했는데 달리기 습관이 없는 그룹은 32%로 러너 그룹보다 더 높아졌다.

이 연구 결과만으로 달리기가 퇴행성 무릎 관절염을 예방한다고 단정할 수는 없지만, 적어도 달리기가 무릎 건강에 치명적이라는 증거는 없다고 결론 내릴 수 있다. 하지만 그 가능성을 전혀 부정할 수도 없으므로 앞으로 더 큰 규모로 연구가 진행되길 기대한다. 단, 우리 연구팀이 추천하는 앞꿈치 착지 방식의 슬로 조깅은 충격이 적어 무릎 부담을 크게 줄일 수 있으리라고 생각한다('레벨업 포인트 4' 참고).

달리기는
심장에 나쁠까?

달리기가 심장에 부담을 줄 수 있다는 인식이 있는데, 실제로도 그럴까? 몇 년 전 도쿄 마라톤에서 한 남성 연예인이 심장마비로 쓰러지는 사건이 있었다. 다행히 신속한 응급처치로 목숨은 건졌지만, 마라톤 중 돌연사에 이르는 사례가 종종 보도되곤 한다. 이런 사례 때문에 달리기가 심장에 과도한 부담을 주는 위험한 운동이라는 인식이 생겼다.

실제로 너무 빠른 속도로 달리면 심장에 과부하가 걸려 위험할 수 있다. 나는 가벼운 운동이 생활습관병 예방에 효과적이라는 연구를 오랫동안 진행해왔다. 그런 관점에서 말하자면, 적절한 속도를 유지한다면 달리기는 결코 심장 건강에 나쁜 운동이 아니라고 할 수 있다.

우리 연구팀이 가벼운 운동에 관한 연구를 시작하게 된 계기는 심장병을 앓고 있는 환자도 안전하게 할 수 있으며 운동 효과도 얻을 수 있는 운동 강도를 찾기 위해서였다. 자연스럽게 운동 강도와 심장 부담의 관계에 깊은 관심을 가지게 됐다.

심장은 근육으로 이루어져 있으므로 운동을 할수록 더 많은 산소를 공급받아야 한다. 특히 골격근과 달리 심장은 무산소 상태로 에너지를 만들 수 없는 까닭에 산소 공급이 필수적이다. 심장에 걸리는 부담을 줄이기 위해서는 교감신경이 과도하게 흥분하지 않도록 운동하는 것이 중요하다. 교감신경이 지나치게 활성화되면 심박수가 증가하고, 심장 수축력이 강해지고, 혈압이 상승하기 때문이다. 이 세 가지 요소는 모두 심장이 필요로 하는 산소량을 증가시킨다.

달릴 때 교감신경이 흥분하기 시작하는 강도는 미소를 유지할 수 있는 느린 속도인 싱글벙글 페이스로 달렸을 때의 운동 강도다. 싱글벙글 페이스 이하의 강도에서는 교감신경이 과도하게 흥분하지 않은 상태로 운동을 할 수 있다. 한편 싱글벙글 페이스를 넘어서면 속도가 올라갈수록 교감신경이 급격히 흥분한다.

이런 내용을 바탕으로 우리 연구팀은 '싱글벙글 페이스 이하에서는 심장 부담이 거의 없지만, 이를 초과하면 부담이 급격히 증가한다'라는 가설을 세웠다. 이 가설을 증명하기 위해서는 운동 중 혈액을 정확하게 측정할 필요가 있지만, 이는 매우 어려운 작업이다. '중심혈압central blood pressure, CBP'이라고 불리는, 심장에서 뿜어져 나오는 혈액의 출구에서 혈압을 측정해야 하는데 그러기 위해서는 카테터catheter라고 하는 얇은 관을 심장의 출구까지 삽입하고 혈압 센서를 장착해야만 하기 때문이다. 다행히 최근 몇 년 사이 심장에 카테터를 삽입하는 수술 방식이 개선되어 매우 안전하게 집도할 수 있게 됐다. 이에 따라 우리 연구팀도 이 방법을 활용하여 운동 시의 심장 혈압을 측정해 활용하는 연구를 세계 최초로 진행했다.

그림 7-1은 나의 데이터다. 심장에 카테터를 삽입한 채로 외부에서 뛰는 것은 어렵기 때문에 운동 부하는 실내자전거를 활용했다. 나의 싱글벙글 페이스에 해당하는 부하는 120W로 자전거 페달을 밟았을 경우지만, 그림에서 볼 수 있는 바와 같이 120W까지 안정 시와 거의 차이가 없다. 그러나 120W를 경계로 운동 강도가 높아지면 높아질수록 중심혈압이 상승했다.

또한 심박수, 심장의 수축력, 중심혈압을 곱해서 심장이 필요로 하는 산소량, 즉 심장에 걸리는 부담이 어느 정도가 되는지를 측정해봤다. 그 결과 싱글벙글 페이스까지는 심장에 걸리는 부담이 안정 시와 거의 변함이 없었다. 나 외에 이 실험에 참가한 일곱 명의 동료도 모두 같은 결과를 보였다. 이를 통해 싱글벙글 페이스로 달리면 중심혈압이나 심장에 걸리는

그림 7-1 싱글벙글 페이스를 넘어서면 중심혈압이 급상승한다

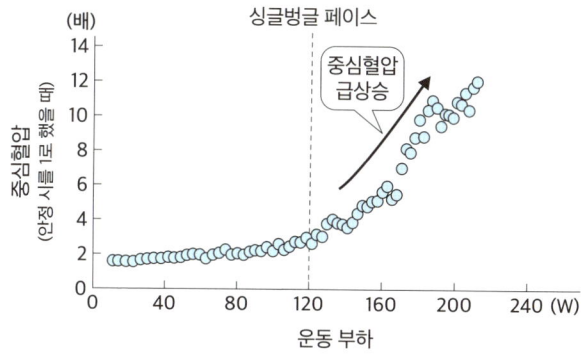

실내자전거를 타면서 강도를 올렸을 때의 중심혈압을 측정했다. 세로축은 안정 시와 비교했을 때 중심혈압이 몇 배가 되는지를 나타낸다. 싱글벙글 페이스가 120W인데, 이 강도를 넘어서자 중심혈압이 급상승했다. [후쿠오카대학교 신체활동연구소 자료에서 수정, 저자의 중심혈압 측정 데이터]

부담이 거의 증가하지 않고 안전하게 운동할 수 있다는 결론을 얻었다. 과거에는 심장병 환자에게 운동을 금지하는 것이 일반적이었다. 그러나 현재는 오히려 운동 치료를 권장한다.

이 분야의 선구자인 캐나다 토론토대학교의 테리 카바나 Terry Kavanagh 박사는 심장병 환자를 대상으로 달리기 재활 프로그램을 실시했다. 그는 환자에게 동기를 부여하기 위해서 재활훈련을 열심히 하면 보스턴 마라톤도 완주할 수 있다며 격려했다. 보스턴 마라톤은 '심장 파괴의 언덕Heartbreak Hill'이라고 불리는 악명 높은 오르막 구간이 있지만, 실제로 1973년에 개최된 보스턴 마라톤에서 심근경색 후 회복한 일곱 명의 환자가 중도 포기 없이 멋지게 완주에 성공했다.

그로부터 20년이 지나 보스턴 마라톤 100주년 기념 심포지엄에서 들은 바에 따르면, 일곱 명의 환자 중 대회가 끝난 뒤 달리기를 그만두고 흡연을 재개한 한 명은 세상을 떠났지만 나머지 여섯 명은 여전히 건강하게 달리고 있다고 한다.

달리면
심폐 기능이 향상된다

달리기가 '건강에 해롭지 않다'는 점을 넘어 '건강에 좋다'는 사실도 계속해서 밝혀지고 있다. 달리기의 구체적인 장점을 몇 가지 알아보자.

심장이 한 번씩 뛸 때마다 내보내는 혈액량을 '1회 박출량'이라고 한다. 1회 박출량과 심박수를 곱한 값이 1분당 1회 박출량이 된다. 적당한 달리기를 꾸준히 하면 심장의 펌프 기능이 향상되어 1회 박출량이 증가한다. 1회 박출량이 증가하면 같은 강도의 운동을 해도 심박수가 낮게 유지된다.

러닝 중이나 직후에 심박수를 측정하면 운동 효과를 객관적으로 평가할 수 있다. 최근에는 저렴한 손목시계형 심박계가 판매되고 있으므로 이를 활용하여 심박수를 정확히 측정해보길 바란다.

운동 효과가 나타나면 같은 속도로 달리더라도 심박수가 이전보다 낮아진다. 또한 목표 심박수를 설정하고 이를 유지하며 훈련을 지속하면 어느새 같은 심박수에서도 더 빠르게 달릴 수 있다.

달리기를 꾸준히 하면 골격근 섬유skeletal muscle fiber를 둘러싼 모세혈관의 수가 증가한다. 모세혈관 안쪽에는 리포프로테인 리파아제lipoprotein lipase, LPL라고 하는 효소가 있다. 이 효소는 혈액 속의 지방(중성지방 또는 트리글리세리드triglyceride, TG라고도 불린다)을 지방산과 글리세롤glycerol이라고 하는 물질로 분해한다. 지방은 지방산으로 분해되어야 비로소 우리 몸의 에너지원으로 활용될 수 있다. 모세혈관이 늘어날수록 리포프로테인 리파아제의 양도 증가하여 지방을 더 효율적으로 분해하고 근육에 흡수할 수 있다. 이런 과정을 거쳐 우리 몸이 더 저극적으로 지방을 에너지원으로 사용할 수 있게 되는 것이다.

또한 모세혈관 벽에서 지방이 분해될 때는 지방산과 글리세롤뿐만이 아니라 HDL(좋은 콜레스테롤)이 생성된다. HDL은 혈관 벽에 쌓인 콜레스테롤을 제거하는 역할을 한다. 달리기를 통해 HDL의 수가 증가하면 동맥경화를 예방하고 혈관을 젊게 유지하는 데 도움이 된다.

미토콘드리아의 기능이 개선된다

노화 현상은 다양하게 일어나는데 노화와 함께 미토콘드리아의 수가 줄고 기능이 저하되는 것은 종을 초월하여 모든 동물에게 공통적으로 일어나는 현상이다. 인간 역시 나이가 들수록 골격근의 미토콘드리아 DNA가 산화되고 미토콘드리아의 수가 감소하는 것으로 알려져 있다. 하지만 4장에서 다뤘듯이, 적당한 러닝은 미토콘드리아의 수를 늘리고 그 기능까지 높인다. 이에 따라 고령자여도 미토콘드리아의 기능을 향상시킬 수 있음을 유추할 수 있다.

인간의 미토콘드리아 수와 기능을 직접 측정하는 것은 매우 어렵지만, 미국 워싱턴대학교의 존 O. 홀로치John O. Holloszy 교수 연구팀은 60~70세 고령자를 대상으로 러닝을 하기 전과 후의 골격근 속 미토콘드리아의 기능을 측정하는 연구를 진행했다. 그 결과 러닝을 통해 고령자의 미토콘드리아 기능이 젊은 사람과 동등한 수준으로 향상된 것이 입증됐다.

또한 최근 미국의 생명과학자인 로버트 란자Robert Lanza 박

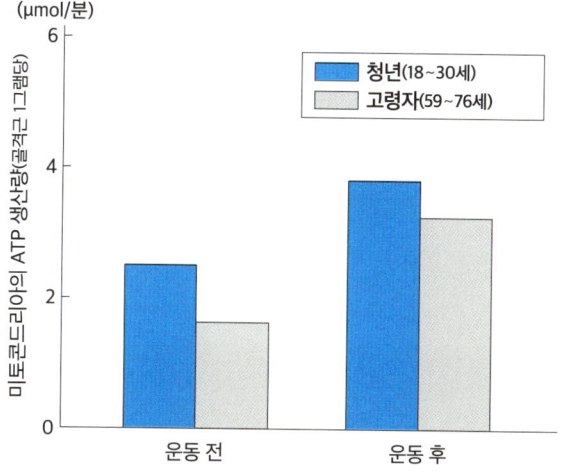

그림 7-2 운동을 하면 고령자도 미토콘드리아의 기능이 향상된다

러닝 등의 운동을 하면 고령자도 미토콘드리아의 기능이 젊은 사람과 같은 수준으로 향상된다. [Lanza et al., Diabetes 57.2930~2942, 2008에서 수정]

사 연구팀은 18~30세의 젊은이들과 59~76세 고령자의 미토콘드리아 기능을 비교한 연구를 진행했다. 그 결과 예상대로 고령자의 미토콘드리아 기능은 젊은 사람들에 비해 낮았지만, 4년 이상 주 6회 1시간씩 러닝을 하거나 실내자전거를 꾸준히 탄 고령자들의 미토콘드리아 기능은 젊은 사람들보다 높은 수준을 기록했다. 심지어 같은 수준의 운동을 하는 젊은 사람들과 비슷한 수준에 도달한 것으로 나타났다. 이를 그림 7-2에서 확인할 수 있다.

체온 조절 능력이 향상된다

매년 여름이 되면 열사병으로 인한 사망 사고가 발생한다. 무더위 속에서 운동을 하다가 체온이 과도하게 상승하면 뇌 기능에 이상이 생겨 의식이 멍해지고 뇌가 정상적으로 작동하지 않는 상태에 빠지기도 한다. 그렇다면 더운 날씨에 달리는 것은 위험한 행동일까?

예를 들어 습도가 높은 장마철에 기온이 섭씨 30도에 가까운 환경에서 러닝을 하면 체온이 급격히 상승한다. 그러면 심박수가 증가하고 심장이 한 번 수축할 때마다 뿜어내는 혈액의 양도 증가하여 혈액 순환이 활발해지면서 피부로 더 많은 혈액이 공급된다. 그와 함께 혈액 속 수분이 땀으로 배출되고 땀이 증발하면서 우리 몸에서 열을 빼앗아 가 체온 상승을 억제하는 자동 조절 기능이 작동한다.

매일 하루도 빠짐없이 러닝을 하면 혈액량이 증가하여 피부로 보내는 혈액량이 많아지고, 그 결과 몸의 냉각 기능이 향상된다. 따라서 같은 속도로 달릴 경우, 러닝을 하지 않는 사람보다 체온이 덜 올라가게 된다. 더 나아가 고온 다습한 환경에서 짧은 시간이라도 눈 딱 감고 러닝을 하면, 1~2주라는 짧은 기간 안에 신체가 그 환경에 적응하여 몸 밖으로 배출되는 땀의 양이 늘어나므로 열사병에 걸릴 위험이 낮아진다.

이런 신체 적응 현상은 아무것도 하지 않고 가만히 있는 상태에서는 잘 일어나지 않는다. 특히 에어컨이 가동되는 실내에서만 생활하면 체온 조절 기능이 저하돼 열사병에 걸릴 위험이 더욱 커진다. 인간은 몸의 열을 식히기 위해서 피부에 땀샘을 가지고 있다. 이런 냉각 시스템을 갖추고 있기에 인간은 햇빛이 강한 한낮에도 사냥을 할 수 있었다. 하지만 현대 사회에서는 에어컨이 켜진 실내에서 생활하는 것이 당연해지면서 인간이 본래 가진 적응 능력을 활용할 기회가 줄어들고 있다. 그 결과 열사병으로 인한 사망 사고가 발생하는 것이다.

러닝은 신체의 냉각 기능을 유지하는 데도 도움이 된다. 단, 고온다습한 날씨에 러닝을 하면 탈수 증상을 겪을 수 있으므로 여름철에 달릴 때는 반드시 틈틈이 수분을 보충해야 한다. 또한 너무 빨리 달리지 말고 달리는 시간도 짧게 하자. 무리는 금물이다.

최대 산소 섭취량은
건강의 중요한 지표

최대 산소 섭취량은 1분 동안 체내로 흡수할 수 있는 산소량을 의미하며 체력의 지표로 사용된다. 그런데 이 최대 산소 섭취량이 건강 상태를 나타내는 중요한 지표가 될 수도 있다. 운동을 통해 최대 산소 섭취량을 증가시킬 수 있지만, 운동 부족으로 최대 산소 섭취량이 적은 사람일수록 동맥경화성 질환인 심장병이나 뇌졸중은 물론 심지어 암으로 인한 사망률까지 높다는 사실이 역학조사를 통해 밝혀졌다.

1989년 미국 사우스캐롤라이나대학교의 스티븐 노엘 블레어Steven Noel Blair 교수 연구팀은 건강검진을 받는 1만 3000명의 최대 산소 섭취량을 측정한 후, 이들을 지속적으로 추적 조사했다. 그런데 8년 후, 피실험자 중 283명이 사망한 것으로 나타났다.

연구팀은 건강검진 당시의 최대 산소 섭취량 수치를 기준으로 피실험자들의 체력 수준을 낮음·보통·높음으로 구분한 뒤 비교해봤다. 그랬더니 체력이 낮은 그룹에서 사망자가 현저히 많았다. 특히 심장병이나 뇌졸중과 같은 순환기 질환으로 인한 사망률이 매우 높았다. 심지어 암으로 인한 사망자도 체력이 낮은 그룹에서 많이 나왔다. 피실험자들의 체력 수준이 생존율에 영향을 끼친 것이다. 매우 충격적인 결과가 아닐 수 없다(그림 7-3).

우리 연구팀도 일본인을 대상으로 최대 산소 섭취량과 암 사망률의 관계를 조사했다. 약 9000명의 건강한 성인을 16년 동안 추적 조사했는데, 123명이 암으로 사망한 것으로 나타났다. 최대 산소 섭취량을 기준으로 참가자들의 체력 수준을 네 그룹으로 나누어 비교한 결과, 체력이 가장 낮은(최대 산소 섭취량이 낮은) 그룹에서 암 사망자가 현저히 많았으며 체력이 증가할수록, 즉 최대 산소 섭취량이 높을수록 사망자 수도 적

그림 7-3 최대 산소 섭취량에 따른 암 사망 위험률

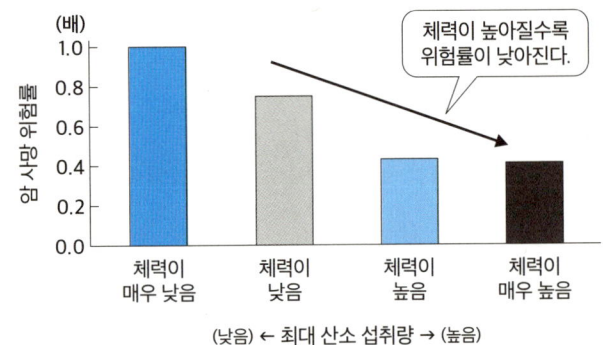

최대 산소 섭취량에 따라 체력별로 네 그룹으로 나눈 뒤 암 사망률을 비교했다. 체력이 매우 낮은 그룹의 암 사망자 수를 1로 설정했다. 체력이 높아질수록(최대 산소 섭취량이 증가할수록) 암 사망 위험률도 줄어든다. [Sawada SS et al., *Med Sci Sports Exerc* 35:1546~1550, 2003에서 수정]

었다.

 이런 연구 결과들이 잇달아 발표되면서 최대 산소 섭취량이 건강 상태를 나타내는 중요한 지표라는 과학적 근거가 확립됐다. 이에 따라 2006년 일본 후생노동성은 국민의 건강 증진을 위한 운동 가이드라인인 「건강 증진을 위한 운동 기준 2006」을 수립하고 건강 유지에 필요한 최대 산소 섭취량의 기준치를 정했다(표 7-1). 현재는 일본에도 최대 산소 섭취량을

표 7-1 건강 유지에 필요한 최대 산소 섭취량(체중 1킬로그램당, 1분당)

(단위: mL)

구분	20대	30대	40대	50대	60대
남성	40	38	37	34	33
여성	33	32	31	29	28

일본 후생노동성이 2006년에 제정한 연령별·성별 최대 산소 섭취량을 나타냈다. 최대 산소 섭취량은 인간의 건강 상태를 나타내는 유의미한 지표로 여겨진다.

측정할 수 있는 분석 장비를 갖춘 전문 시설이 몇 군데 있다.

이후 발표된 논문에서는 1분당 최대 산소 섭취량이 28mL/kg 이하일 경우 생활습관병에 걸릴 확률이 유의미하게 증가한다고 밝혔다. 따라서 최소한 이 수치 이상을 유지하는 것이 바람직하며, 내 목표는 분당 최대 산소 섭취량을 35mL/kg으로 평생 유지하는 것이다. 이 수치를 메츠 강도로 환산하면 10메츠에 해당한다.

싱글벙글 페이스는 최대 산소 섭취량의 50% 수준이므로 5~6메츠 강도의 운동을 가볍게 할 수 있을 정도의 능력을 익히면 건강하다고 볼 수 있다. 일반적인 보행속도인 시속 5킬로미터의 슬로 조깅은 6메츠 정도의 강도에 해당한다. 즉, 슬로 조깅을 싱글벙글하게 웃으며 즐길 수 있다면 일단 건강한 체력을 유지 중이라고 볼 수 있다.

러너는 건강하게 장수할까?

지금까지 살펴본 것처럼 러닝이 건강을 유지하는 데 매우 효과적이라면, 모든 러너의 건강수명은 길어야 정상이다. 그러나 이를 과학적으로 입증하는 일은 결코 쉽지 않다.

스탠퍼드대학교의 차크라바티 박사 연구팀은 1984년부터 러너와 비非러너를 21년간 추적 조사하며 러너의 건강수명이 비러너에 비해 더 길다는 사실을 밝혀냈다. 연구 대상은 50세 이상의 러너 538명과 러닝을 전혀 하지 않는 사람 423명이었으며 이들은 생활습관, 체중 등이 유사한 그룹으로 구성됐다. 연구팀은 20년이 넘도록 해당 조사를 진행했다.

조사를 시작한 1984년 당시 대상자들의 평균연령은 59세였다. 20년이 지나고 이들의 평균연령이 79세가 됐을 때 실험 대상자들의 생존율은 러너가 85%, 비러너가 66%로 러너 그룹의 생존율이 훨씬 높았다(그림 7-4).

그림 7-4 러너와 비러너의 생존율 비교

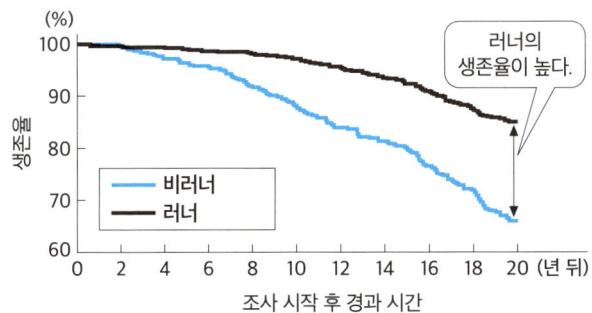

50세 이상인 러너와 러닝 습관이 전혀 없는 사람을 비교했다. 이들의 20년 뒤 생존율은 러닝 습관이 없는 사람이 66%인 데 비해 러너는 85%에 달했다. [Chakravarty et al., *Arch Intern Med.* 168:1638~1646, 2008에서 수정]

추가로 연구팀은 보행 장애, 식사, 옷 입기, 기타 일상생활 수행 능력의 제한 정도를 점수로 환산하여 비교했다. 그 결과 역시 두 그룹에서 뚜렷한 차이를 보였다.

연구자들은 나이를 먹을수록 두 그룹 간에 기능 장애 수준의 차이가 점점 줄어들 것으로 예상했지만, 실제로는 오히려 더 벌어지는 경향을 보였다.

혈압 잡아주는
싱글벙글 페이스

운동을 하면 혈압이 상승한다. 격렬한 운동을 하면 최고 혈압이 300mmHg를 넘는 경우도 드물지 않다. 이에 따라 과거에는 고혈압 환자에게 달리기란 당치도 않다는 인식이 일반적이었다. 실제로 1980년대에 고혈압 환자를 대상으로 한 운동 훈련 연구에서는 혈압이 낮아지거나 아무런 변화가 없거나 오히려 올라가는 등 천차만별의 결과가 보고됐다.

당시 우리 연구팀은 싱글벙글 페이스로 운동해도 최대 산소 섭취량이 증가한다는 사실을 이미 증명한 상태였다. 하지만 가벼운 운동만으로도 충분한 운동 효과를 얻을 수 있다는 사실이 쉽게 받아들여지지 않던 시대였다. 기존 연구들도 싱글벙글 페이스보다 빠른 열심 페이스에서 이루어졌다.

혈압은 운동 강도에 따라 달라진다. 당연하게도, 가벼운 강도의 운동이면 혈압은 아주 약간만 상승한다. 앞서 설명했듯이 혈압은 교감신경의 활동이 활발해지면 상승한다. 교감신경 활동이 증가하면 혈액으로 아드레날린이 분비되는데, 이 아드레날린의 변화는 혈중 젖산 농도의 변화와 거의 일치한다.

싱글벙글 페이스는 젖산 농도가 증가하기 시작하는 강도이므로 아드레날린 농도가 증가하기 시작하는 임계점이기도 하다. 따라서 싱글벙글 페이스로 운동하면 혈압이 크게 상승하지 않으므로 고혈압 환자도 안심하고 운동할 수 있을 거라는 생각이 들었다. 이런 사실을 증명하기 위해서 생활습관 개선을 통한 고혈압 치료에 관심이 많았던 국제고혈압학회 명예회장인 아라카와 기쿠오荒川規矩男 박사와 그의 제자이자 후쿠오카대학교 명예 교수인 시미즈 아키라清水明 박사 그리고 신도 무네히로進藤宗洋 박사와 함께 싱글벙글 페이스 운동이 혈압을 낮추는 효과가 있는지를 입증하기 위한 연구를 진행했다.

연구 대상자들을 6주간 관찰한 후 싱글벙글 페이스 운동을 시작했더니 한 달도 채 지나지 않아 혈압 감소 효과가 나타나기 시작했고, 이후 안정 범위 내에 도달했다. 12주 후에는 피실험자들의 체력이 향상되어 싱글벙글 페이스의 운동 강도가 증가했기 때문에 강도를 조금 더 높여 운동을 하게 했는데, 그래도 혈압이 더 내려갔다.

싱글벙글 페이스 운동이 혈압을 낮춘다는 결론을 내리려면 '무작위 배정' 방식을 사용하여 고혈압 환자를 운동 그룹과 비운동 그룹으로 나누고, 혈압 감소 효과의 차이를 입증해야

했다. 연구 결과, 예상대로 싱글벙글 페이스로 달리기를 한 그룹에서 혈압 감소 효과가 확인됐다.

또한 싱글벙글 페이스와 그보다 더 빠른 속도인 열심 페이스에서 혈압 감소 효과를 비교한 결과, 흥미롭게도 싱글벙글 페이스에서는 혈압이 낮아졌지만 열심 페이스에서는 혈압 감소 효과가 확인되지 않았다.

이런 연구 결과를 바탕으로 1991년에는 세계 고혈압 치료 가이드라인에 싱글벙글 페이스 운동이 치료법으로 유효하다는 내용이 포함됐다.

좋은 콜레스테롤
수치를 높인다

콜레스테롤은 세포막과 성호르몬을 구성하는 물질로, 인간이 살아가는 데 필수적이다. 그러나 너무 많으면 동맥경화의 원인이 된다.

콜레스테롤은 간에서 합성되지만 지방 성분이기 때문에 그대로는 혈액에 녹지 않는다. 그래서 LDL(저밀도 지단백)이라는 막에 둘러싸여 혈액 속을 이동한다. LDL이 운반하는 콜레스테롤을 'LDL 콜레스테롤'이라고 부르는데, LDL 콜레스테롤이 너무 많아지면 혈관 내막에 콜레스테롤이 쌓여 변형이 일어나고 동맥경화를 일으킨다. 반면, 혈관 내에 쌓인 콜레스테롤을 회수하고 운반하는 HDL(고밀도 지단백)이라는 물질도 존재한다. HDL이 운반하는 콜레스테롤을 'HDL 콜레스테롤'이라고 한다. 일반적으로 복잡해 보이는 이 구조를 알기 쉽게 설명하기 위해 LDL 콜레스테롤은 '나쁜 콜레스테롤', HDL 콜레스테롤은 '좋은 콜레스테롤'이라고 부른다.

좋은 콜레스테롤이 나쁜 콜레스테롤보다 적으면 동맥경화가 진행된다. 좋은 콜레스테롤이 부족하면 심근경색 등 동맥경화로 인한 질환에 걸릴 위험이 커지지만, 현재까지 좋은 콜레스테롤을 증가시키는 약은 개발되지 않았다.

적당한 운동을 하면 모세혈관이 증가하여 결과적으로 HDL을 만드는 리포프로테인 리파아제라고 하는 효소가 증가한다. 이를 확인하기 위해 우리 연구팀은 전 세계 최정상급의 마라톤 선수들이 소속된 실업팀의 장거리 선수들에게 협조를 요청하여 그들의 좋은 콜레스테롤 수치를 측정해봤다. 그 결과에 따르면, 장거리 선수들은 일반인보다 좋은 콜레스테롤의 수치가 월등히 높았다.

다음으로 운동 습관이 없는 고령자를 대상으로 싱글벙글 페이스의 운동을 시킨 뒤 좋은 콜레스테롤 수치가 증가하는지를 조사했다(그림 7-5). 3개월간 운동을 한 결과 좋은 콜레스테롤 수치가 증가했다. 게다가 주당 총 운동 시간이 길수록 좋

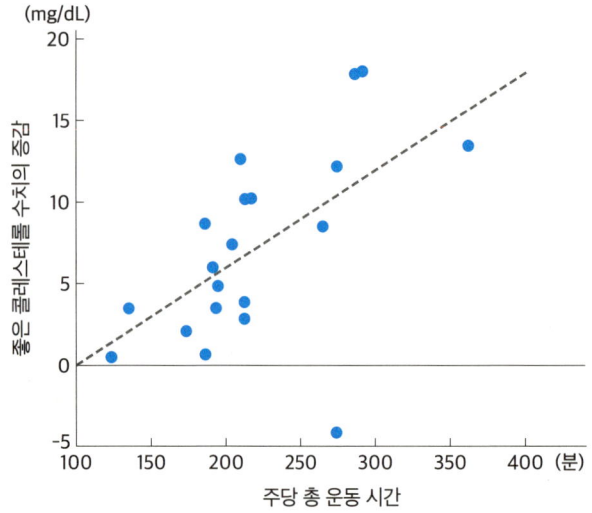

그림 7-5 운동 시간과 좋은 콜레스테롤 수치의 관계

운동 습관이 없는 고령자를 대상으로 싱글벙글 페이스의 운동을 3개월간 하게 한 뒤 좋은 콜레스테롤의 수치를 조사했다. 주당 운동량이 많은 사람일수록 좋은 콜레스테롤의 수치가 상승했다. [Sunami. Y et al., *Metabolism* 48:984~989, 1999에서 수정]

은 콜레스테롤 수치도 더 많이 증가하는 경향을 보였다.

혈당치가 낮아진다

최근 일본에서는 당뇨병 환자가 증가하고 있다. 그런 한편으로, 혈당 수치와 싱글벙글 페이스 운동의 관계에 관한 연구도 진행되고 있다.

식사 후에는 혈당 수치가 상승하지만, 이때 췌장에서 인슐린이 분비되어 조직에 당이 흡수되면서 수치가 내려간다. 그러나 과식이나 운동 부족 등의 원인으로 인슐린의 효과가 떨어지면 고혈당 상태가 지속되는데 바로 이것이 당뇨병이다.

운동할 때 사용되는 에너지는 주로 당과 지방에서 공급된다. 달리기를 하면 글리코겐이 소모되는데, 식사를 통해 섭취한 당이 근육에 저장되므로 혈당 수치가 쉽게 올라가지 않는다.

또한 골격근에는 포도당을 운반하는 단백질(포도당 운반체)이 존재하는데, 운동을 하면 이 단백질의 양이 증가한다는 사실이 밝혀졌다. 이에 따라 운동을 하면 근육 내 글리코겐 저장량도 증가한다.

우리 연구팀은 싱글벙글 페이스 운동을 1주일 3회 1시간씩 12주간 실시하고 인슐린의 효과를 조사하는 실험을 진행했다. 건강한 젊은 층을 대상으로 한 실험이었는데도 혈당치를 낮추는 인슐린의 능력이 현저히 향상됐다(그림 7-6). 또한 신체에는 인슐린의 작용과 관계없이 혈당을 낮추는 능력이 있는데, 이 능력 역시 운동을 통해 확실히 향상된다는 사실을 밝

그림 7-6 싱글벙글 페이스 운동의 운동 전후 혈당치 저하 능력 변화

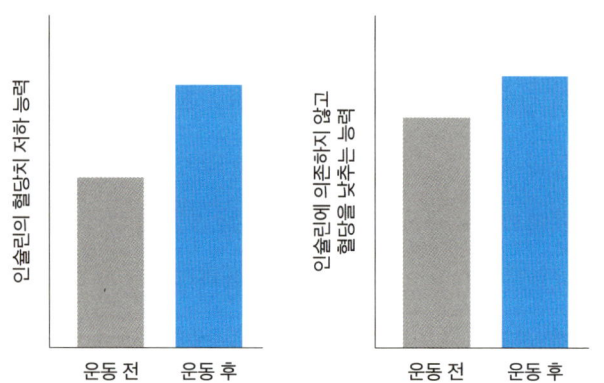

싱글벙글 페이스의 운동을 1시간씩 주 3회 실시했다. 12주 뒤 인슐린 작용 방식과 인슐린 작용 없이 혈당치를 낮추는 능력을 조사했다. 그 결과 운동을 하면 두 가지 능력 모두 향상되는 것으로 나타났다. [Nishida Y et al., *Diabetes* 315~320, 2004에서 수정]

혀냈다.

이런 연구 결과를 기반으로 우리는 슬로 조깅을 하면 우리 몸의 인슐린 감수성(인슐린의 혈당 강하 작용에 몸이 얼마나 잘 반응하는지를 뜻하는 용어 – 옮긴이)이 높아질 뿐만 아니라 혈당을 낮추는 능력까지 향상되어 당뇨병 치료에 효과적일 것으로 예상한다.

뇌세포가 증가한다

고령자가 치매에 걸리는 비율은 15%에 이르며, 대부분은 해마의 크기가 줄어들어서 생기는 알츠하이머형 치매Alzheimer's disease, AD에 해당한다. 게다가 치매 전 단계(인지장애 위험군)에 속하는 고령자도 13%에 달한다. 치매는 원인이 명확하지 않고, 발병하면 치료가 매우 까다롭다. 특히 90세 이상이 되면 치매에 걸릴 확률이 80%를 넘는다는 보고도 있다.

이전에는 나이가 들수록 뇌세포가 감소한다고 여겨졌다. 그러나 뇌 연구의 발전으로 이런 통념이 깨지고, 뇌는 가소성이 탁월하다는 사실이 밝혀졌다

치매는 운동 부족인 사람일수록 발병률이 높다는 사실이 확인됐고, 1990년대 후반부터 운동이 뇌에 미치는 영향에 대한 연구가 활발히 진행됐다. 미국 캘리포니아대학교의 칼 W. 코트먼Carl W. Cotman 박사 연구팀이 1995년《네이처》에 발표한 논문에 따르면 운동을 한 쥐의 인지 기능을 담당하는 뇌의 해마 속에서 신경세포의 보호와 증식을 촉진하는 뇌 유래 신경 영양 인자brain-derived neurotrophic factor, BDNF의 유전자 발현이 증가한다고 보고했다.

또한 미국 솔크 연구소Salk Institute의 헨리에트 반 프라그Henriette van Praag 박사 연구팀은 러닝에 의한 학습효과를 비교하기 위해 러닝을 한 쥐와 하지 않은 쥐를 그룹별로 나누어 실험을 진행했다. 연구팀은 쥐가 달릴 수 있도록 케이지 안에 움직이는 자동차를 넣었다. 그 결과 러닝을 한 쥐의 학습효과가 현저히 높다는 사실을 알아냈다. 또한 러닝을 한 쥐의 해마 속에서는 러닝을 하지 않은 쥐보다 새로운 뇌세포가 2배 이상이나 생겨났다는 사실도 발견했다.

최근에는 쥐를 치매에 걸리게 한 후 이를 활용하여 운동 효과를 분석하는 연구도 이루어지고 있다. 치매는 해마에 아밀로이드 베타Amyloid-beta, Aβ 단백질이 축적되어 발생하는 것으로 알려져 있다. 연구팀은 치매에 걸린 쥐에게 러닝을 시키면 아밀로이드 베타 단백질의 축적을 현저히 억제할 수 있다는 사실을 밝혀냈다. 이런 연구 결과를 통해 운동을 하면 뇌 기능이 향상될 것이라는 기대감이 더욱 커졌다.

그렇다면 동물이 아닌 인간의 경우엔 어떨까? 뇌의 전두엽 연구로 저명한 전前 교토대학 영장류 연구소의 구보타 기소久保田競 교수는 오래전부터 운동과 뇌의 관계에 관심이 있었다. 구보타 교수와 나는 달리기를 하면서 아이디어가 떠오르고 막혔던 원고의 초안이 술술 풀리는 등 창의적인 사고를 하게 되는 경험을 공유했다.

이를 계기로, 싱글벙글 페이스 운동이 뇌에 미치는 영향을 연구하기로 했다. 실제 연구를 진행하는 데는 시간이 걸렸지만, 대학원생이었던 하라다 다에코原田妙子가 흥미를 보이면서 연구가 본격적으로 진행됐다.

이 연구에서는 평균연령 29세의 성인을 두 그룹으로 나눈 뒤 한 그룹은 30분간 싱글벙글 페이스 러닝을 주 3회 12주 동안 하게 했고(운동그룹), 다른 그룹은 기존 생활을 유지하게 했다(비운동 그룹).

실험을 시작한 지 6주, 12주가 지났을 때 뇌 전전두피질

prefrontal cortex의 기능을 조사한 테스트 결과를 그림 7-7로 나타냈다. 전전두피질은 사고 등을 담당하는, 이른바 인간의 인간다운 행동을 관장하는 중추 기관이다.

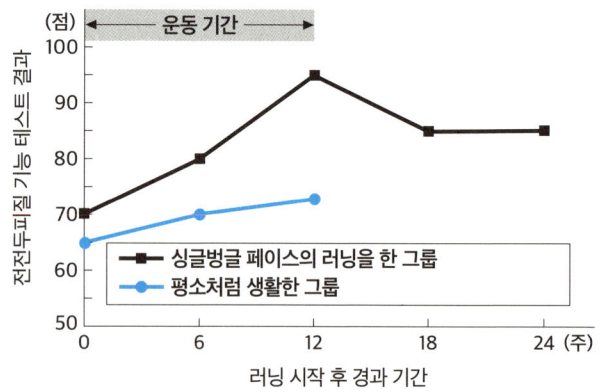

그림 7-7 러닝이 뇌 기능에 미치는 영향

싱글벙글 페이스의 러닝을 1주일에 3회씩 회당 30분간 실시한 뒤 전전두피질의 기능이 어떻게 변화하는지를 조사했다. 러닝을 시작한 뒤부터 테스트 점수가 오르기 시작했으며, 러닝을 중단한 뒤에도 24주까지는 러닝을 했을 때와 같은 수준을 유지했다. [Harada T et al., *Neuroscience Res.* 49:325~337, 2004에서 수정]

연구 초반에는 두 그룹 모두 전전두피질 기능 테스트에서 70점 정도를 기록했다. 그러나 운동 그룹은 운동을 시작한 지

6주 만에 80점을 넘었고, 12주 후에는 95점에 가까운 높은 점수를 기록했다. 반면, 비운동 그룹의 점수는 거의 변동이 없었다.

13주 차부터는 운동 그룹에 운동을 중단하게 하고 변화를 관찰했다. 18주 차에 점수가 약간 감소했지만, 여전히 운동을 하기 전보다 높은 수준을 유지했고 24주 차까지 그 효과가 지속됐다. 이 연구 결과를 통해 달리기가 뇌 기능을 향상시키는 데 도움을 준다는 점을 알 수 있다.

미국 피츠버그대학교의 커크 I. 에릭슨Kirk I. Erickson 박사 연구팀은 평균연령 66세의 고령자 165명을 대상으로 최대 산소 섭취량과 해마 크기의 관계를 조사했는데 최대 산소 섭취량이 높은 사람일수록 해마의 크기가 크다는 사실을 발견했다(그림 7-8). 달리기를 하면 최대 산소 섭취량이 늘어난다는 것은 앞서 설명한 바 있다.

또한 이후 에릭슨 연구팀은 근력 및 스트레칭 운동과 유산소 운동을 각각 1년 동안 지속했을 때 해마 크기에 어떤 변화가 있는지도 조사했다. 그 결과, 근력 및 스트레칭 운동을 한 그룹은 해마 크기가 점진적으로 감소했지만 유산소 운동을 한 그룹은 해마 크기가 증가하는 경향을 보였다.

그림 7-8 해마의 크기와 최대 산소 섭취량의 관계

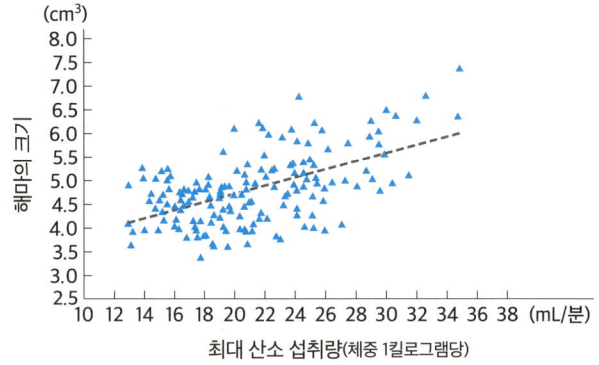

수치의 편차는 있지만 최대 산소 섭취량이 높은 사람일수록 해마의 크기도 큰 경향을 보인다. [Erickson et al., *Hippocampus* 19:1030~1039, 2009에서 수정]

이런 연구 결과는 러닝이 나이가 들수록 감소하는 해마의 크기를 억제할 수 있을 뿐만 아니라 더 나아가 키울 수도 있다는 가능성을 암시해준다. 우리 연구팀은 러닝과 인지 기능 향상의 관계를 조사하기 위해 연구를 이어가고 있다.

이처럼 러닝, 특히 우리 연구팀이 제안하는 슬로 조깅을 실천하면 다이어트 효과뿐만 아니라 우리 몸에 다양한 긍정적인 영향을 미친다는 사실이 하나둘 밝혀지고 있다. 앞으로도 더욱 흥미로운 연구 결과가 나오기를 기대한다.

> 레벨업 포인트 4

퇴행성 무릎 관절염을 앞꿈치 착지로 고칠 수 있을까?

앞에서 러닝이 무릎에 부담을 주지 않는다는 점을 설명했는데, 앞꿈치 착지로 달리거나 같은 방식으로 착지하는 걷기가 퇴행성 무릎 관절염을 예방할 수 있다는 주장도 있다. 『퇴행성 무릎 관절염은 엄지발가락 부위로 걸으면 고칠 수 있다 変形性膝関節症は母趾球歩きで克服できる』의 저자 다나카 미즈오 田中瑞雄가 제창한 이론이다.

정형외과 의사인 다나카 미즈오는 현장에서 많은 퇴행성 무릎 관절염 환자를 치료하는 한편, 본인도 같은 질환에 시달리고 있었다. 병에 걸린 원인을 분석한 끝에 그는 '퇴행성 무릎 관절염은 엄지발가락 부위로 걸으면 고칠 수 있다'라는 결론에 도달했다.

그는 자신의 보행 방식을 분석하면서 뒤꿈치로 착지한 후 새끼발가락 쪽의 통통한 부위로 착지하는 습관이 있다는 사실을 발견했다.

이렇게 걸으면 편하기 때문에 자연스럽게 이런 착지법을 사용하게 되는데, 이 방식은 골격 구조상 O자형 다리를 유발하고 무릎 관절 안쪽에 과도한 부담을 준다. 그는 이것이 퇴행성 무릎 관절염의 원인일지도 모른다고 생각했다.

증상을 개선하기 위해서 그는 뒤꿈치 착지에서 엄지발가락 쪽의 통통한 부위로 착지하도록 착지법을 바꿨고, 그 결과 퇴행성 무릎 관절염을 완치했다. 이후 100여 명의 환자에게도 같은 방식의 보행법을 권장했고, 효과를 확인한 후 이를 책으로 정리했다고 한다.

우리 연구팀은 고령자를 대상으로 스텝 박스 운동(5장 참고)의 효과를 연구하는 한편, 퇴행성 무릎 관절염 환자에게도 재활 목적으로 이 운동을 적극적으로 권장했다. 스텝 박스 운동은 대퇴사두근과 햄스트링을 단련할 수 있기 때문이다. 그 과정에서 퇴행성 무릎 관절염이 완전히 치료된 사례를 접하게 됐고, 다음과 같은 가설을 세웠다.

'스텝 박스 운동에서는 뒤꿈치를 전혀 사용하지 않고 발가락 부위 전체로 착지하기 때문에 발의 뼈 배열뿐만 아니라 척추부터 정수리까지 곧게 펴지면서 이른바 몸의 정렬이 이루어져 무릎과 허리에 부담이 가지 않으며 무릎을 고정하는 근육이 강화된다.'

이는 스텝 박스 운동뿐만 아니라 앞꿈치로 착지하는 방식의 달리기도 마찬가지다. 뒤꿈치로 착지하면 이후 새끼발가락 부위로 착지할 가능성이 커지는데, 걷기든 달리기든 앞꿈치로 착지하면 무릎 관절에 불필요한 부담이 가지 않을 것이다.

나오며

당신도
달릴 수 있다

이 책을 집필 중이던 2015년 말에 일본의 125대 왕 아키히토의 배우자 미치코 왕후가 82세 생일을 맞아 아키히토와 함께 슬로 조깅을 하는 모습이 언론에 보도됐다. 아키히토가 심장 수술을 받은 뒤 재활 목적으로 슬로 조깅을 추천받아 일과로 삼고 있다는 내용이었다.

뉴스를 통해 본 두 사람의 러닝 자세는 매우 훌륭했고, 나는 깊은 감명을 받았다. 사실 그 전날 모 방송국에서 전화가 와서 이 소식을 미리 전해주었는데, 내가 둘을 직접 지도한 것이 아니었기 때문에 무척 놀랐다.

돌이켜보면 2009년 NHK 인기 프로그램 〈다메시테 갓텐 ためしてガッテン〉에서 슬로 조깅이 다뤄진 직후, 순환기 관련 학회에서 강연 요청을 받았고 학회 개최일인 일요일 아침에 슬로

조깅 실습 지도까지 해달라는 부탁을 받았다. 일요일 이른 아침이라 참가자가 많지 않을 것으로 예상했지만, 수많은 의사가 참여해 질문 세례를 퍼붓는 바람에 놀랐던 기억이 난다. 이후 일본 심장재활학회에서 두 번, 일본고혈압학회에서 한 번 강연할 기회가 생겼다. 아마도 이런 학회를 통해 많은 의사가 슬로 조깅의 효과를 확신하게 됐을 것이다.

  그 후에도 언론을 비롯한 수많은 학회에서 강연 요청을 받았고, 슬로 조깅에 대해 강의할 기회가 많아졌다. 또한 폴란드와 한국에서는 슬로 조깅 보급을 위한 협회가 설립됐으며, 독일웰니스협회Deutscher Wellness Verband. DWV와도 슬로 조깅 협회 설립을 논의 중이다. 미국에서도 슬로 조깅 관련 책을 출판했는데 다행히 좋은 반응을 얻고 있다. 또한 올해 봄, 캘리포니아에서 열리는 '헬시 러닝 콘퍼런스Healthy Running Conference'에서 이 책에 담은 내용을 강연할 기회를 얻었다. 이렇게 슬로 조깅의 장점이 점점 널리 알려지고, 많은 사람이 건강에 관심을 가지게 돼 매우 기쁘다.

  달리기 습관이 없는 사람의 싱글벙글 페이스는 처음에는 걷는 속도와 비슷한 매우 느린 슬로 조깅이지만, 몇 달이 지나면 시속 6~7킬로미터 이상으로 속도가 빨라진다. 그러다 보면 마라톤 풀코스의 기록이 7시간에서 단축되어 6시간 전후를 기록하게 된다. 여기서 멈추지 않고 꾸준히 훈련을 거듭하여 서브5(풀코스 마라톤을 5시간 이내로 달리는 것), 서브4, 서브3.5, 서브3로 개인 최고 기록을 경신했다는 사람들의 소식이 끊이지 않고 들려온다.

이 책에서 소개한 내용 외에도 슬로 조깅의 효과에 관해서는 최신 연구에서 다양한 사실이 밝혀지고 있다. 예를 들어 '훈련 적응'을 가져오는 핵심은 골격근 내에서 PGC-1α 단백질의 생성이 유도된다는 점이 핵심이다(4장 참고). 이 단백질이 어떤 역할을 하는지 연구하기 위해 유전자 조작을 통해 mRNA를 제거하거나, PGC-1α 단백질을 많이 생성시킨 쥐를 만들어 관찰한다. 이 과정에서 PGC-1α가 부족한 쥐는 체력이 떨어질 뿐만 아니라 염증성 사이토카인cytokine(단백질 신호 전달 물질로, 면역 세포들 사이에서 정보를 전달하는 등의 중요한 역할을 하지만 과도하게 활성화되면 자가 면역 질환을 유발하기도 한다 — 옮긴이)을 분비하여 만성 질환을 유발할 가능성이 크다는 연구가 2008년 《네이처》에 게재됐다.

이후에도 매우 흥미로운 연구 결과들이 보고됐는데, PGC-1α가 유도됨으로써 아이리신Irisin이라는 사이토카인이 생성

및 분비되며 이것이 해마에 도달해 신경세포의 생성을 촉진할 가능성이 있다는 논문도 발표됐다.

또한 운동을 하면 골격근 내에서 'IL-15'라는 사이토카인이 유도되어 PGC-1α의 생성을 증가시킬 뿐만 아니라 혈액을 통해 피부에 도달하면 미토콘드리아의 기능을 향상시킨다는 연구도 나왔다.

피부를 포함한 모든 조직의 노화는 미토콘드리아의 기능 저하가 원인이라는 주장이 현재로선 가장 설득력을 얻고 있다. 최소한 PGC-1α의 생성을 유도하는 것만으로도 피부가 젊어질 수 있다는 사실이 밝혀진 것이다. 또한 혈액으로 분비된 IL-15가 피부뿐만 아니라 다양한 장기에 작용하여 각 장기의 미토콘드리아 기능을 향상시킬 가능성도 충분히 있다.

슬로 조깅은 PGC-1α를 유도하는 자극이 된다. 그러니 슬로 조깅이야말로 노화를 예방할 수 있는 운동이라고 할 수 있을 것이다.

싱글벙글 페이스의 달리기가 왜 이렇게 효과적이며 건강 증진에 도움이 될까? 아직도 밝혀지지 않은 다양한 이유가 있다. 나는 앞으로도 이를 하나씩 밝혀나가는 연구를 계속할 것이다. 특히 2020년 도쿄 올림픽에 기여하고, 고령자의 건강수명 연장에 도움이 될 수 있도록 연구에 더욱 매진하고자 한다.

오늘 아침도 러닝 동료들을 만나 싱글벙글 페이스로 슬로조깅을 했다. 매우 상쾌하고 기분 좋은 시간이었다. 언젠가, 어디선가 당신과 함께 달릴 수 있기를 바란다.

옮긴이 김연정

일어 번역가이자 에세이스트. 일본에 거주하며 평소 건강과 자기 계발에 관심이 많아 관련 도서를 다수 읽고 실천하고 있다. 옮긴 책으로는 『92세 할머니 기적의 근력운동』이 있으며 필명 '코찡'으로 『경로를 이탈하셨습니다』, 『쓰기 중독자의 브런치 덕후생활』 등을 썼다. 현재 출판번역에이전시 글로하나에서 실용서, 자기계발서를 중심으로 일서를 번역, 검토하고 있다.

슬로 조깅 혁명

초판 1쇄 발행 2025년 7월 21일
초판 2쇄 발행 2025년 8월 22일

지은이 다나카 히로아키 **옮긴이** 김연정

발행인 윤승현 **단행본사업본부장** 신동해
편집장 김경림 **파트장** 이민경 **책임편집** 최은아
교정교열 공순례 **디자인** 최희종
마케팅 최혜진 이은미 **홍보** 허지호
국제업무 김은정 김지민 **제작** 정석훈

브랜드 웅진지식하우스
주소 경기도 파주시 회동길 20
문의전화 031-956-7214(편집) 02-3670-1123(마케팅)
홈페이지 www.wjbooks.co.kr
인스타그램 www.instagram.com/woongjin_readers
페이스북 www.facebook.com/woongjinreaders
블로그 blog.naver.com/wj_booking

발행처 ㈜웅진씽크빅
출판신고 1980년 3월 29일 제406-2007-000046호
한국어판 출판권 ⓒ ㈜웅진씽크빅, 2025

ISBN 978-89-01-29657-9 03510

- 웅진지식하우스는 ㈜웅진씽크빅 단행본사업본부의 브랜드입니다.
- 책값은 뒤표지에 있습니다.
- 잘못된 책은 구입하신 곳에서 바꾸어드립니다.